Top im Gesundheitsjob

Claudia Madeleine Zimmer

Lachen: 3× täglich

2. Auflage

Mit 7 Abbildungen

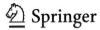 Springer

Claudia Madeleine Zimmer
Leipzig

ISBN 978-3-642-37492-0   ISBN 978-3-642-37493-7 (eBook)
DOI 10.1007/978-3-642-37493-7

Die Deutsche Nationalbibliothek verzeichnet diese Publikation in der Deutschen National-
bibliografie; detaillierte bibliografische Daten sind im Internet über http://dnb.d-nb.de abrufbar.

Springer Medizin
© Springer-Verlag Berlin Heidelberg 2012, 2013

Planung: Susanne Moritz, Berlin
Projektmanagement: Ulrike Niesel, Heidelberg
Lektorat: Sirka Nitschmann, Werl-Westönnen
Projektkoordination: Barbara Karg, Heidelberg
Umschlaggestaltung: deblik Berlin
Fotonachweis Umschlag: © Michael Moeller/Fotolia
Zeichnungen: Claudia Styrsky, München
Satz und Reproduktion der Abbildungen:
Fotosatz-Service Köhler GmbH – Reinhold Schöberl, Würzburg

Gedruckt auf säurefreiem und chlorfrei gebleichtem Papier

Springer Medizin ist Teil der Fachverlagsgruppe Springer Science+Business Media
www.springer.com

Geleitwort

Humor in der Pflege hat sich in den letzten Jahren als ernst zu nehmendes Thema etabliert. Im Pflegealltag wurde immer schon gescherzt oder gelacht, allerdings meist spontan und oft abhängig von der Stimmung einzelner Patienten, Angehörigen oder im Team. Das alleine reicht nicht aus, um von einem professionellen Umgang mit Humor zu sprechen. Erst der Blick hinter die Kulisse von Humor im Pflegealltag, die Reflexion dieser alltäglichen Erfahrungen und insbesondere die Klaviatur von Humorinterventionen ermöglichen den Patienten und deren Angehörigen humorvolle Pflege, die ihren (Leidens)situationen angemessen ist. Meistens wird Humor als heitere, lustige Atmosphäre wahrgenommen. Was aber, wenn sich Humor als Unsinn, Widersinn oder gar als Spott und Zynismus zeigt? Spätestens dann reicht das alleinige Verständnis von Humor als Fröhlichkeit nicht mehr. Er drückt sich in einem deutlich breiteren Fächer aus. So vielfältig wie die individuellen Patienten- und Angehörigensituationen – so vielfältig muss auch Humor verstanden werden.

Wer einen professionellen Zugang zu Humor pflegt, wird tretsicher bei der Wahl der Humorinterventionen. So werden Stimmungsaufheller etwa durch Necken oder Bewältigungsstrategien, zum Beispiel durch Galgenhumor, gezielt gefördert und bleiben nicht alleine dem Zufall überlassen.

Dieses kleine Buch soll helfen, Humor in der Jackentasche buchstäblich körpernah zu spüren. Und ein Gespür dafür im Pflegealltag zu entwickeln. Humor kann nämlich nicht nur kognitiv erfasst und gelernt werden. Er ist auch eine Gefühlssache. Und am besten eine exquisite Mischung von beidem.

Viel Spaß bei der Lektüre!

Prof. Dr. Iren Bischofberger
Kalaidos Fachhochschule Gesundheit
Zürich, Januar 2012

Dank

Mein Dank gilt meinen Kindern für ihr Verständnis und meiner lieben Mam, Doris Zimmer für ihre aktive Unterstützung beim Korrekturlesen, meinem lieben Berater, Hans Georg Lauer, Prof. Iren Bischofberger, Dr. Michael Titze, Inge Patsch, Christian Heeck, Christoph Müller, Beat Hänni, Pello, Wolfgang Bossinger und Phil Hubbe für ihre Unterstützung und Information zu den Beiträgen. Außerdem danke ich Frau Susanne Moritz vom Springer-Verlag für die gute Zusammenarbeit sowie der Lektorin Frau Sirka Nitschmann und der wunderbaren Zeichnerin Frau Claudia Styrsky.

Vorwort

Jeder Mensch lacht gerne, möchte fröhlich und humorvoll sein, um sein Leben ausgeglichen zu gestalten. Nur wie sieht es in der Realität aus?

Es ist an der Zeit, mehr Raum für die wunderbare Ressource »Humor« zu schaffen und humorvolles Leben in die Tat umzusetzen. Vorteile von Humor gibt es viele, Nebenwirkungen keine. Deshalb lohnt es sich, über den Platz von Humor im Berufsalltag, aber auch im privaten Leben nachzudenken. Gerade der Humor hat die Fähigkeit, mit schwierigen Problemen gelassener umzugehen und neue Perspektiven zu entdecken. Besonders in schwierigen, angespannten und stressvollen Situationen, wie sie jeder aus einem Gesundheitsberuf kennt, hat sich der Humor als eine sehr kraftvolle Kernkompetenz bewiesen.

Dieses Buch möchte Ihnen zeigen, wie Sie Ihr Bewusstsein für die Integration von Humor wecken können. Erkennen Sie die vielen humorvollen Möglichkeiten, um stressfreier und gelassener den beruflichen Alltag zu gestalten. Machen Sie sich selbst, Ihren Kollegen und den Ihnen anvertrauten kranken oder alten Menschen ein großes Geschenk.

Ich wünsche Ihnen viel Freude beim Probieren und Experimentieren.

Claudia Madeleine Zimmer
Leipzig, im Februar 2012

Über die Autorin

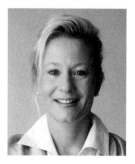

Claudia Madeleine Zimmer ist Krankenschwester, hat eine Heil-
praktiker-Ausbildung und verschiedene ganzheitliche Weiterbildungen wie Autogenes Training, Mentaltraining, Kinesiologie und
verschiedene Humortrainings absolviert. Sie veranstaltete Yoga-
lachabende und Seminare, Humorstammtische, war Gründerin
und Organisatorin der Leipziger Klinikclowns, Schülerin bei David
Gilmore, organisiert Weiterbildungen und Seminare zum Thema
Humor und initiierte das Humorcafe in Leipzig. Seit langem ist
sie Humor Care Mitglied und leitet die Fachgruppe »Humor im
Krankenhaus.« Sie arbeitet in einer ganzheitlichen Praxis mit
dem Schwerpunkt Prävention und ganzheitlich gesundem Leben.
Zudem hält sie Vorträge, gibt Seminare und ist beratend tätig.
(▶ www.creativelife.eu, www.humorcare.com).

Inhaltsverzeichnis

Kennen Sie das?

Auf der Krankenstation herrscht mal wieder viel Betrieb und Hektik. Die langjährige Krankenschwester Gabi Steinert hat viel zu tun, um alle Patienten für die Operationen vorzubereiten. Ihre gedankliche Ausrichtung geht um »hoffentlich schaffe ich das alles!« Unter anderem soll auch Herr Huber heute operiert werden. Der Patient macht sich Sorgen und hat Angst vor der Operation. So ist Herr Huber sehr nervös, schafft es aber nicht, über seine Gefühlsängste zu sprechen. Außerdem hat er Schwierigkeiten, das OP-Hemd richtig anzuziehen und verhält sich dabei ungeschickt. Gabi Steinert, die noch andere Patienten zu versorgen hat, ist angespannt und nimmt die Anzeichen von Herrn Huber nicht wahr, stattdessen fährt sie ihn barsch an, dass sie ihm doch schon gesagt habe, wie das Hemd richtig anzuziehen sei. Herr Huber wird deshalb nicht schneller – nein, er ist noch mehr in sich gekehrt und verärgert über die Schwester. Angst und Stress bleiben.

Als Resultat bleibt, dass beide noch genervter und angespannter als vorher sind.

Schade um die nicht genutzte Möglichkeit! Es wäre so leicht gewesen, eine entspannte Situation herzustellen, z.B. ein lustiger Satz von Gabi Steinert zur Trendmode des OP-Hemdes beispielsweise und beide hätten diese Situation leichter genommen.

Ganz im Ernst – Eine Sache der Einstellung

Wenn man keinen Sinn für Humor hat, welchen hat man dann?
(Eckart von Hirschhausen)

Das Leben mit Humor ist in allererster Form eine Bewusstwerdung und Lebensanschauung. Wer besser mit Stress und Hektik umgehen möchte, muss es wollen und bewusst leben! Wenn Sie z. B. einfach nur schade finden, dass es im Berufsalltag so wenig zu lachen und zu wenig Freude gibt, kann keine Veränderung stattfinden! Sie selbst müssen die Veränderung sein, die Sie sich wünschen. Deshalb ist es von großem Wert, sich bewusst zu werden, was **wirklich wichtig** ist, um sich neuen Möglichkeiten zu öffnen. Spüren Sie die Lust und das Interesse auf und nutzen Sie das Entwicklungspotenzial bei sich selbst und im Team. Es gibt viele Wege und Möglichkeiten, Humor in Ihren Berufsalltag, aber auch in Ihr privates Leben zu integrieren. Dafür müssen Sie kein Experte sein.

Dieses Buch möchte Ihnen Anregungen, Ideen und Möglichkeiten aufzeigen, wie Sie durch kleine Veränderungen, entspannter und freudvoller durch Ihren Berufsalltag gehen können. Sie erhalten Praxistipps und Vorschläge, wie Sie mit einfachen Mitteln und kleinen Schritten Humor in Ihren alltäglichen Umgang mit Patienten, Klienten, Kollegen integrieren können. Fangen Sie an und schaffen **Sie für sich** und damit auch für Ihr Arbeitsumfeld eine neue **Humorkultur**! Lassen Sie sich ein auf eine Humorreise, die bei Ihnen beginnt und zu Ihnen führt.

Aktivieren Sie Ihre Humoranlagen

Jeder Mensch hat die Fähigkeit, humorvoll zu sein. Wir alle verfügen über Humorressourcen, die Sie vielleicht noch gar nicht an sich kennen. Die Ausprägung ist sehr unterschiedlich. So gibt es Menschen, die versprühen sofort gute Laune, wenn Sie einen Raum betreten oder denen es gelingt, andere und sich selbst zum Lachen zu bringen. Anderen hingegen fällt es schwerer, einfach mal zu lachen oder sich selbst und das Leben nicht so ernst zu nehmen. So lautet die gute Nachricht, dass jeder von uns die Anlagen für Humor besitzt, sie werden nur nicht richtig, mit all der innewohnenden positiven Kraft gelebt.

Unser Kinderhumor

Ein Beispiel dafür sind Kinder, die unbefangen und spontan sind. Als wir noch Kind waren mit der Unbeschwertheit, Leichtigkeit und Verspieltheit, haben wir uns nicht so viele Gedanken gemacht, wir waren einfach lustig, albern, fröhlich! Diese ganze Leichtigkeit des Seins ist leider etwas verschüttet worden. Dennoch, unser Humorsinn von damals, d. h. was uns gefällt und worüber wir lachen, ist noch in uns gespeichert. Diese Vorlieben, was wir lustig finden und fanden, das bleibt bzw. entwickelt sich nach unserem Altersreifegrad weiter. Wer als Kind z. B. Zeichentrickfilme liebte, der kann ziemlich sicher auch noch im Alter über diese Filme lachen. Oder vielleicht waren Sie eher ein Oliver Hardy- und Stan Laurel-Fan (Dick und Doof) oder konnten über Charly Chaplins Komik besonders lachen?

Um für Humor im Alltag offen zu sein und diesen auch bei anderen Menschen wie z. B. kranken und alten Menschen zu beleben, sollten Sie vorzugsweise Ihren ganz eigenen Humor kennen. Was sind Ihre **Humorfavoriten** – als Kind und heute?

✔ Praxistipp

Überlegen Sie, was Sie als Kind und Jugendlicher sehr witzig und lustig fanden. Schreiben Sie es auf, damit Sie »altes« Humorvolles mit »neuem« Humorvollem verbinden können. Am besten in ein Humortagebuch. In diesem Buch können Sie alle Situationen oder lustigen Dialoge festhalten, die Ihnen im Alltag passieren. Und weil es selbst erlebt wurde hat es eine besonders starke und bleibende Kraft und Wirkung.

Meist bleibt die persönliche Humoressenz über ein Leben bestehen. Denn wir lachen am liebsten darüber, wo wir es auch am nötigsten brauchen bzw. über das, wozu wir einen Bezug haben. Hierbei spielen die Erziehung, Herkunft, Religion und die Familie eine Rolle. Auch bei Ihren Patienten und Klienten kann der Humor Wunder wirken und neue Lebensenergie wecken. Fragen Sie nach dem Lieblingsfilm und vielleicht gibt es diesen in der Bibliothek Ihrer Einrichtung oder in der Umgebung zum Ausleihen. Oft ist es interessant, was solch ein Film aus frühen Zeiten bewirken kann.

Karin Jacob wurde sehr streng erzogen und litt unter der strengen Hand des Vaters und seinem Machogehabe und seiner Gewaltbereitschaft. Wenn heute Ihre Freundinnen einen heftigen Männerwitz erzählen, so ist es Karin, die dann am herzhaftesten lacht. Der Grund ist ihr heute klar. Dieser Humor half ihr, das zu bewältigen, was sie erlebte. Das galt früher, und auch heute hat sie noch einen Bezug zu diesem Humor.

Pflegen Sie Ihren eigenen Humorschatzkasten

Es gibt so viel Humorvolles im Alltag, wenn Sie mit offenen Sinnen durch den Tag gehen. Sobald Sie anfangen sich damit zu beschäftigen und Ihre humoristischen Begebenheiten des Tages bewusst werden lassen und vielleicht auch aufschreiben, so ergibt sich ein facettenreicher Fundus, auf den Sie immer wieder zurückgreifen können. Dieser eigene Humorschatzkasten macht das Leben leichter und hilft Ihnen besser, mit den Widrigkeiten des Lebens umzugehen. Es ist vergleichbar und entspricht den Farben des Regenbogens. Erst, wenn wir die ganze Farbpalette kennen, wissen wir, welche verschiedenen Kombinationsmöglichkeiten entstehen können. Es gibt nicht nur die Grundfarben, nein die Kraft der Farben liegt in der Vielfältigkeit der gesamten Farbpalette.

1.1 Was ist Humor

Humor ist ein Wort mit vielen Definitionen. Es ist aus meiner Sicht unmöglich, eine einheitliche Beschreibung zu finden.

Bleibt man beim Wortstamm so erfährt man, dass das Wort sich aus dem Lateinischen »**humores**« ableitet, was so viel heißt wie

»Feuchtigkeit, Körpersaft, Säftemischung«. Die Säftelehre »Humores« geht zurück auf den römischen Arzt Galen: Cholerisches Gemüt führte Galen auf einen Überschuss an Galle zurück. Zu viel Blut wurde dem Sanguiniker zugesprochen, der sich durch einen lebensfrohen und freudigen Geist auszeichnete. Diese Säftelehre behielt noch weit bis ins Mittelalter ihre Bedeutung. Im Grunde ging es um die Temperamente der Menschen, welche auf die unterschiedlichen Mischungen der Körpersäfte zurückzuführen seien (Blut, Schleim, gelbe Galle, schwarze Galle). Seit dem 18. Jahrhundert wird die menschliche Grundhaltung mit Humor in Verbindung gebracht – sogar eigenständig und unabhängig von den Körpersäften existierend. Allerdings wurde Humor dann bis hinein ins 20. Jahrhundert für den Großteil der westlichen Geschichte im besten Fall als» unhöflich« und im schlimmsten Fall als »sündhaft« bezeichnet.

Später verstand man Humor zunehmend als intellektuellen Prozess, bei dem Komisches wahrgenommen und ausgedrückt wurde. Entscheidend dabei ist, ob unerwartete und absurde Situationen als humorvoll eingeordnet werden können. Gelingt dies, so kann sich der individuelle Sinn für Humor aus einer Reihe von lebenslang erworbenen und gelebten Handlungen entwickeln, die sich im Alltag ergeben oder bewusst erlebt werden. Im Grunde stellt sich bis heute noch die Frage, wie wir mit den Unzulänglichkeiten und Widrigkeiten des Lebens und der Wirklichkeit fertig werden.

Humor ist Bewältigungsstrategie

Sigmund Freud, Arzt und Psychoanalytiker, bezeichnet Humor als die höchste Form des Lachens und Ausdruck eines menschlichen Reifeprozesses. Für ihn ist es eine seelische Grundhaltung, die in den Missständen des Lebens menschliche Unzulänglichkeiten erkennt und lachend verzeiht.

Heute wird Humor im Duden wie folgt beschrieben: Humor ist die Fähigkeit und Gabe eines Menschen, der Unzulänglichkeit der Welt und der Menschen, den Schwierigkeiten und Missgeschicken des Alltags mit heiterer Gelassenheit zu begegnen, sie nicht so tragisch zu nehmen und über sie und sich lachen zu können.

Das Geheimnis des Humors kann man nicht mit dem Verstand erforschen, man kann ihn nur mit allen Sinnen spüren und erleben. Echter Humor wirkt heilend, verbindend und versöhnend. Humor ist ein Geschenk, eine Gabe und ebenso eine wunderbare Fähigkeit. Es ist eine Art Lebenskunst, die Unglaubliches an richtiger Stelle vermag. Eine Ressource, auf die man zurückgreifen kann, wenn es mal wieder schwere Dinge im Pflegealltag, im Krankenhaus und in der Praxis zu bewältigen gibt.

Dank dieser Erkenntnis beobachte ich, dass der Humor langsam wieder einen festen Platz im Bewusstsein der Menschen erhält, was ich sehr begrüße. Wie wertvoll und welcher Segen Humor für uns sein kann, hat Albert Camus, einer der bedeutendsten französischen Schriftsteller und Philosophen, bestens auf den Punkt gebracht:

Die Phantasie tröstet den Menschen über das hinweg, was er gerne sein möchte, der Humor über das, was er tatsächlich ist.

1.2 Humor in der Geschichte

Antike

Schon vor Christus Geburt wurde gelacht als eine Flucht vor der Verzweiflung, ein knappes Entkommen in den Glauben. In der Antike, ca. 550 v.Chr., sind Spaßmacher belegt, die sich auf Sammlungen von Witzen in Schriftrollen als Berufsgrundlage stützten. Die großen Philosophen der Antike, wie z. B. Platon, Aristoteles und Pythagoras, forderten die Zähmung des »groben Lachen« zugunsten von feinerem Witz und kultivierter Ironie.

Lachen war auch eine Drohgebärde, wenn die Zähne gefletscht wurden. Der Verhaltensforscher Konrad Lorenz beschäftigte sich sehr damit und gab dieser Gebärde eine tiefe Bedeutung. Auch Jane Goodall, die sich zeitlebens mit Schimpansen beschäftigte, beschreibt »das Zähne zeigen« bei geschlossenem Mund als eine Art von Unterwürfigkeit und Aggression.

Mittelalter bis zur industriellen Revolution

Der Humor veränderte sich immer wieder, sehr abhängig von den geschichtlichen und politischen Entwicklungen. Im Mittelalter und der Renaissance wurde der Humor mehr und mehr aus der höfischen Kultur und der Kirche verdrängt. Der Narr am Hofe verlor seine Funktion, und Lachen galt in den Klöstern als obszön. Zwischen 1450–1750 kursierten viele Volksbücher und Witze. Humor war oft spöttisch. Auch Shakespeare verarbeitete Ideen aus zeitgenössischen Schwankbüchern. Mit den Kämpfen der Reformation wurde der Humor dazu genommen, den Gegner lächerlich zu machen, und auch die Kirche, die befürchtete, Opfer des Lachens der anderen Seite zu werden, bemühte sich um Kontrolle. Theologen diskutierten, welche Witze erlaubt seien. Lachen war zunächst in der französischen Nationalversammlung verboten, wurde aber zunehmend als ein Mittel der politischen Auseinandersetzung akzeptiert. Um 1819 explodierte die Zahl der Karikaturen, Witzblättern und Satiren.

1.3 **Lachen und Gesundheit**

Lachen und Fröhlichkeit sind die größten und schönsten Tugenden, nach denen sich fast alle Menschen sehnen. Obwohl diese Erkenntnis viele Menschen bejahen, stellt sich die Frage, warum geben wir dann dem Lachen in Schule, Beruf und privatem Leben nicht mehr Raum? Ich denke, insbesondere wir als Professionelle in der Gesundheits-, Kranken- und Altenpflege, können dafür Wegbereiter in unserem Berufsalltag sein. Schon wenn wir uns der positiven Kraft des Humors mehr bewusst werden, ist der erste Schritt getan. Natürlich gibt es Rahmenbedingungen, die mal mehr, mal weniger günstig sind. Aber meine Erfahrungen haben mir gezeigt, dass mit einer humorvollen Einstellung sich immer etwas verändern lässt – sei es im beruflichen Umgang mit den uns anvertrauten Menschen oder im privaten Umfeld. Denn wir gestalten unser Umfeld mit.

Die Auswirkungen des Lachens werden wissenschaftlich erforscht. Es ist faszinierend, was beim Lachen im Körper alles passiert, insbesondere wenn wir von ganzem Herzen frei lachen.

Lachen als Gesundheitsquelle

- Lachen verändert auf natürliche Weise den Blutdruck. Der Herzschlag wird zunächst beschleunigt, um sich bald deutlich zu verlangsamen, sodass der Blutdruck gesenkt wird
- Der Puls normalisiert sich
- Stresshormone werden abgebaut und die Verdauungsdrüsen werden angeregt
- Es kommt zu einer besseren Durchblutung der Muskulatur
- Die Atmung wird angeregt. Dadurch kommt es zu einem beschleunigten Austausch von verbrauchter, sauerstoffarmer und frischer sauerstoffreicher Luft. Dadurch werden Verbrennungsvorgänge im Körper gefördert.
- Die Bewegung des Zwerchfells wird aktiviert, wodurch Kreislauf und Stoffwechsel angeregt werden.
- Schmerzen werden gedämpft, weil Endorphine und schmerzstillende Substanzen ausgeschüttet werden.
- Die Immunabwehr wird gestärkt, indem die »körpereigene Polizei« alarmiert wird.

Durch diese positiven Auswirkungen auf die Gesundheit erhöht das Lachen die Lebensenergie und die Fähigkeit, fröhlich zu sein und eine positive Sicht auf die Dinge einzunehmen.

> Lachen ist ein Antidepressivum, Schmerzmittel, Entspannungstraining und Atemtraining und Immunstimulans zugleich und all das ganz ohne Nebenwirkungen.

Die intelligente Kommunikation unseres Körpers

Aus ganzheitlicher Sicht, **kommuniziert der Körper mit allen Organen** durch die daraus entstehenden Botenstoffe (Neuropeptide) auch mit dem Gehirn. Alles ist mit allem verbunden! Umgekehrt können die Organe und das Immunsystem die chemischen Botenstoffe auch selbst produzieren. Das bedeutet, dass der Körper Gefühle wahrnimmt und ausdrückt. Jede Körperzelle kann – im weitesten Sinne – denken, fühlen und speichert Erfahrungen und Wissen. Jeder Mensch ist ein stündlich verändertes Energiesystem, das von seiner Umwelt beeinflusst wird und umgekehrt. Denken Sie z. B. an die Menschen, denen akut ein schwerer Schicksalsschlag widerfährt. Wenn Sie z. B. erfahren, dass jemand gestorben ist, so kann es passieren, dass dieser Mensch von einer Minute zur anderen ganz tief unten mit seiner Energie und dem Wohlbefinden ist. Sie kennen sicherlich das Phänomen in leichter Form, wie sich Traurigkeit auf die Organe niedersetzen kann, z. B. bei Liebeskummer, Prüfungsangst oder Trauer.

Können Sie spüren, wie es sich anfühlt? Wir sind dann einfach ein Stück wie neben uns. Dieses Phänomen funktioniert im negativen wie im positiven Sinne. Probieren Sie es aus.

😊 Übung: Quasimodo

Schauen Sie mal etwas blöd drein. Lassen Sie Ihre Schultern nach vorne fallen und senken Sie den Blick solange, bis Sie diesen »Quasimodo-Typ« spüren. Nun versuchen Sie, 384 + 382 zusammenzuzählen oder eine Geschichte zu erzählen. Geht das? Schwierig? Wie ging es Ihnen dabei? Wenn es schwer ging, ist es kein Wunder, denn Ihr Körper reagiert auf die Lebenshaltung und merkt, ob sie gut drauf sind oder eben nicht.

Alle Gefühle zur Körperhaltung sind gespeichert. Beim traurigen Blick und hängenden Schultern fällt das Denken deshalb schwerer, weil der Körper das negative Gefühl spürt und das beeinflusst ihn.

😊 **Übung: Bleistift**

Nehmen Sie einen Bleistift quer in den Mund, ganz bewusst und fühlen Sie nun Ihre Wahrnehmung. Schauen Sie sich um. Spüren Sie, dass Sie damit lächeln? Wenn auch nur dadurch, dass Ihre Mundwinkel nach oben gezogen sind!? Nun rechnen Sie 317 + 327. Geht das besser? Fällt Ihnen eine lustige Geschichte ein? Wenn ja, wunderbar, Ihr Körper reagiert genaustens auf Ihre Körperhaltungen.

Die wissenschaftliche Erklärung hierzu: Wenn die Mundwinkel nach oben gezogen sind, beginnt ein Gefühl der leichten Freude. Anders, als wenn Sie absichtlich schmollen. Die Bleistiftmethode empfiehlt sich, langfristig immer wieder ins vielleicht tägliche Leben zu integrieren. Durch die Stellung der Mundwinkel nach oben wird der Lachmuskel aktiviert und zwar auf dieselbe Art und Weise, wie beim echten Lächeln. **Nutzen Sie diese Kraft!**

Sie wissen ja, ab dem vierzigsten Lebensjahr zeichnet das Leben zarte Fältchen ins Gesicht, welche, das hängt davon ab, wie Sie gelebt haben und allgemein, wie Sie mit den Dingen und Möglichkeiten des Lebens umgegangen sind. Das sind die berühmten Lebensspuren.

Beim **Yogalachen** z. B. nimmt man genau dieses Phänomen zur Hilfe. Es wird gelacht ohne Grund. Dabei wird in die Hände geklatscht und laut »hoho hahaha« gesprochen. Spannend ist, was daraufhin alles im Körper passiert. Das Zwerchfell geht hoch und runter, und eine körperliche Befreiung wird spürbar (▶ Abschn. 10.5).

Der Schauspieler Gerry Wepper spielt die traurige Rolle vom Vater, der im Krieg alles, was ihm wichtig war, verloren hat und dann in den Selbstmord flüchtet, weil er keinen Ausweg mehr sieht. Tagelang geht Herr Wepper mit dem Denken und der Körperhaltung auf Du und Du. Er fühlt sich genau wie dieser Mann, der keine Lebensfreude mehr hat. Er hat dieselben Erscheinungen, als wäre es

▼

seine persönliche Wirklichkeit. Dabei ist es nur geschauspielert. Der Körper kann dies jedoch nicht unterscheiden und fühlt das negative Phänomen. Nach einer Woche müssen die Dreharbeiten unterbrochen werden, das Energielevel und die Freude sind bei Gerry Wepper ganz unten angelangt. Das wusste der Regisseur und plante dies schon zuvor mit ein.

Ihr Körper ist ein aufmerksam funktionierendes System. Er speichert alles – im Guten wie im Schlechten. Seien Sie sich darüber klar und nutzen es ab jetzt vielleicht »viel bewusster«!

An dieser Stelle möchte ich Ihnen eine tägliche Übung für Schönheit und Ausgeglichenheit Ihres Gesichtsausdrucks und zur Herzhumorpflege vorstellen. Wir nennen die Übung »LIMA«, das bedeutet: »Lächeln in Mund und Augenwinkel«. Probieren Sie sie aus, so können Sie Ihrem Gesichtsausdruck ein positives lächelndes Image schenken .Wer täglich übt, spürt erst mal richtig seine Mundwinkelmuskulatur, und wie schön ist es, wenn diese nicht hängen! Wer täglich übt, wird damit belohnt, dass er dann sehr schnell etwas merkt, wenn er nur an »LIMA« denkt!

😊 Übung »LIMA«

Schließen Sie kurz die Augen und spüren Sie Ihre Mundwinkel. Hängen Sie vielleicht ein wenig nach unten? Fühlen Sie diese bewusst. Spielen Sie damit, ziehen Sie sie hoch und runter, bis Sie diese bewusst spüren. Gut. Nun fühlen Sie Ihr warmes Herz, konzentrieren Sie sich so lange darauf, bis Sie die Kraft spüren, die über Ihre Mundwinkel bis in die Augenwinkel aufsteigt. Spüren Sie, wie Ihre Mundwinkel nach oben gehen und weiter bis in die Augenwinkel. Dieses Lächeln ist es, es ist, wie wenn man ein Licht anmacht, ihr persönliches Licht, Sie strahlen einfach. Merken Sie es? Öffnen Sie nun wieder Ihre Augen und sehen Sie nun Ihre Welt mit LIMA-Gesichtsausdruck und »fühlen« Sie Ihr Lächeln.

1.4 Unterschiede zwischen Lachen, Humor und Heiterkeit

Lachen ist nicht mit Humor gleich zu setzen. Lachen ist die physiologische Antwort auf Humor. In seiner ursprünglichen Bedeutung ist Lachen Ausdruck einer Lebensfreude, die keiner vernünftigen Begründung bedarf und keine normative Reglementierung erträgt. Im Lachen offenbart sich die effektive Lebendigkeit des Menschen in ihrer ursprünglichsten Weise. Häufig wird der physische Akt des Lachens mit einem Gefühl der Befreiung in Zusammenhang gebracht, die psychophysische Spannungen auflöst, Selbstheilungskräfte mobilisiert und den Energiefluss im Körper fördert [33].

Es ist möglich, aus einer heiteren Stimmung heraus ins Lachen zu kommen. Das können Kleinigkeiten sein, die uns berühren und belustigen; z. B. wenn wir miterleben, wie jemandem etwas »Tollpatschiges« oder ein »Missgeschick« passiert. Wir amüsieren uns darüber und fangen daraufhin an zu lachen.

Das Phänomen: Lachen ist ansteckend

Wenn Sie sich vorstellen: Sie hören Menschen ganz laut lachen und – ohne diese Menschen zu sehen – beginnt sich bei Ihnen im Gesicht automatisch etwas zu verändern und bewegen. Ihre Gesichtsmuskeln fangen an sich zu bewegen. Das ist das Phänomen, das der Mensch hört, und im Gehirn beginnt sogleich die Vorbereitung aufs Mitlachen. Dr. Michael Titze sagt, dass dies durch einen Reflex ausgelöst wird, was aus früheren Zeiten resultiert, als die Menschen sich nicht miteinander durch Sprache verständigen konnten. Lachen war somit ein Ausdrucksmittel, um Wohlbefinden zu signalisieren. Dieses Phänomen funktioniert noch immer. Entweder wir stecken andere mit unserem Lachen an, oder wir beginnen ebenfalls zu lachen, weil ein anderer herzhaft lacht. Nicht selten entwickelt sich daraus ein Spiraleffekt und das Lachen wird immer kraftvoller und lauter.

Ansteckendes Lachen kann man gut bei Kindergeburtstagen beobachten. Ein Kind fängt an zu lachen und steckt damit alle anderen an, bis alle Kinder lachen und scheinbar nicht mehr aufhören können. Da jeder dieses positive Gefühl kennt und weiß, wie hilfreich es ist, sich danach leichter zu fühlen und Sorgen und Stress zu vergessen, lieben wir es, ansteckend zu lachen. Im Erwachsenenalter arrangieren wir dann gerne private Kreise, in denen wir uns wohlfühlen und gemeinsam lachen können. Sie nennen sich dann Vereinsabende, Bowlingabende, Männerstammtische, Frauenkränzchen usw. Das Prinzip ist das gleiche wie früher: Es beginnt mit der heiteren Stimmung bis hin zu ansteckendem Lachen. Und mal ehrlich? Ist es nicht wunderbar, einen schönen Abend erlebt zu haben, wo ganz viel gelacht wurde?

Verschiedene Arten des Lachens
- Befreiendes Lachen
- Verlegenes Lachen
- Verzweifeltes Lachen
- Obszönes Lachen
- Aggressives Lachen
- Blasiertes Lachen
- Ironisches Lachen
- Sarkastisches Lachen
- Zynisches Lachen

Humor muss man pflegen

Fragen Sie sich: Pflegen Sie persönlich Ihren Humor oder warten Sie, dass er sich ergibt? Gibt es humorvolle Aktivitäten, die Sie leben? Kennen Sie spontan drei humorvolle Filme? Welcher ist Ihr Lieblingshumorist?

Wenn Sie überlegen und nachspüren, welches die schönsten Momente sind und waren, da wird schnell klar: Es sind die Momente der tiefen Gefühle, Freude und des Lachens. Alle Menschen sehnen sich danach und brauchen immer wieder die Möglichkeiten der Auszeiten, wo sie das erleben können, was Sie tief berührt und zum Lachen bringt.

Das sollten Sie wissen:

- Alle guten Gefühle und Eigenschaften, die sie pflegen, werden gespeichert.
- Alles was Sie pflegen, bekommt eine Basis, auf der Sie aufbauen können.
- Frei lachen zu können, schafft Ausgeglichenheit und Lebensfreude.

😃 Übung: Humorpflege

Fragen Sie sich bitte folgendes und tragen Sie es dann in Ihr Humortagebuch ein:

- Wo haben Sie Humorrituale kennenlernen dürfen, zu welchem Anlass?
- Welche Familien kennen Sie, die Ereignisse besonders humorvoll feiern und pflegen?
- Welches humorvolle Ritual ist Ihnen in Erinnerung geblieben?
- Zu welchem Anlass machen Sie etwas Humorvolles?

Fünf Tipps, mit denen Sie Ihren Humor pflegen und aktivieren können:

- Bringen Sie einmal täglich jemanden zum Lachen.
- Überraschen Sie jemanden einmal in der Woche mit einer humorvollen Geste.
- Schauen Sie einmal im Monat einen humorvollen Film.
- Eruieren Sie jeden Monat das Lied, welches Sie fröhlich stimmt und schreiben Sie es auf. Erstellen Sie so Ihre persönliche Hitliste.

— Überlegen Sie, was Sie in dieser Woche alles zum Schmunzeln und Lachen gebracht hat und notieren Sie dies z. B. in Ihrem (Humor)tagebuch.

✅ **Praxistipp**

Wagen Sie ein Experiment: Starten Sie Ihren Tag mit einem Experiment und grüßen Sie alle Menschen, die Ihnen morgens über den Weg laufen mit Ihrer ganzen Aufmerksamkeit und verschenken Sie Ihr schönstes Lächeln. Tun Sie dies mit ganzer Herzlichkeit und beobachten Sie, was dabei passiert.

Dieser Versuch wurde mir nach einem Humorseminar ans Herz gelegt. Es hat schon einige Anläufe gebraucht, bis ich es ausprobiert habe. Es kann also durchaus eine Zeit lang dauern, bis Sie den Impuls dazu verspüren. Auch wenn Sie es nicht gleich ausprobieren und dennoch aufmerksam durchs Leben gehen, merken Sie vielleicht, wie viele Chancen es dazu gibt, ein herzliches Lachen zu verschenken. Es sind die Kleinigkeiten, die spontan und von Herzen kommen und Freude in den Alltagsstress oder in das Leben eines kranken oder älteren Menschen bringen. Es könnte sehr gut sein, dass Sie mit dem eben beschriebenen Begrüßungsritual auch andere dazu inspirieren, freundlicher zu sein.

1.5 Humor in anderen Ländern und Kulturen

Wie gut ein Lächeln tut, weiß jeder, und es ist international. Jeder versteht ein Lächeln auch ohne Sprache!

Worüber ein Mensch lacht, ist so verschieden wie es Menschen gibt. Es hängt von der Erziehung und dem Glauben der jeweiligen Person ab, dem Bildungsstand und dem Heimatland, aus dem er kommt. Je freier der Mensch erzogen ist, umso unbefangener kann dieser offen und frei lachen. Wenn dies nicht erwünscht bzw. vielleicht sogar noch verboten ist, hat das oftmals Auswirkungen auf die Ausprägung des persönlichen Lachens. Dennoch haben alle Menschen gleichermaßen Humor, er lässt sich nur nicht allgemeingültig beschreiben, sondern zeigt sich in unzähligen Facetten. Für die Ausprägung des Humors spielen so viele Faktoren eine Rolle, dass er sich nicht pauschalisieren lässt.

Lachweisheiten anderer Kulturen

- Aus Indien: »*Der beste Arzt lebt in Dir und lacht*«
- Aus Italien: »*Lachen macht gutes Blut*«
- Aus China: »*Eine Minute, in der man lacht, verlängert das Leben um eine Stunde*«
- Aus den USA: »*Lache, und die Welt lacht mit Dir*«
- Aus Afrika: »*Lachen reinigt die Zähne*«

Vervollständigen Sie die Lachweisheiten aus aller Welt oder fragen Sie Ihre Patienten und Angehörigen aus anderen Ländern, ob Sie weitere Weisheiten zu diesem Thema kennen. Sammeln Sie diese, schreiben Sie sie auf oder machen Sie daraus ein Zitat, welches Sie für Flyer nutzen oder groß auf eine Wand in Ihren Räumlichkeiten projizieren oder als Weisheit des Tages an Pinnwand oder im Internet nutzen (▶ Kap. 9).

Kultur des Lächelns

Ein Lächeln versteht man in jeder Kultur, es zeigt ein offenes Herz. Wenn wir in unserem Klinikalltag »das Lächeln« zur Philosophie und Selbstverständlichkeit erklären, kann es uns neue Türen zur Verständigung und Mitmenschlichkeit öffnen. Wichtig ist, dass wir persönlich ganz bei uns sind, in unserer »Mitte«. Dabei sollten Augen und Herzen offen sein, um unsere Mitmenschen liebevoll wahrnehmen zu können. Gerade im Krankenhaus, welches für viele Menschen ein Ausnahmezustand darstellt, der mit Angst und Scham verbunden sein kann, bedeutet ein Lächeln »von unserer Seite aus« Sensibilität für die Umstände, Zugänglichkeit und Offenheit. Das Lächeln ist der Anfang für ein humorvolles Aufeinanderzugehen und sagt mehr als 1000 Worte.

1.6 Abgrenzung: Auslachen und Co

Bei aller Freude und Humor sollte uns klar sein, dass »ein Lachen« bei jemand anderem auch ganz anders ankommen kann. In der Geschichte galt Lachen, z. B. über jemanden lachen oder ein Auslachen auch als Erniedrigung. Es kann dem Gegenüber suggerieren: »*Ich bin mächtiger als Du.*« Oder »*Ich lache über Dich.*« Das kann bei alten Menschen, die noch Krieg und Unterdrückung miterlebt haben, somit schnell ausgelöst werden, ebenso in anderen Kulturen.

> Seien Sie sensibel und aufmerksam, wenn Sie humorvoll intervenieren. Lachen ist ein Ausdruck von Gefühlen. Fangen Sie gekonnt klein an und achten Sie auf die Reaktionen. Wenn Sie hier aufmerksam sind und bleiben, können Sie auch bestens wieder zurückfahren, ohne jemanden zu verletzten.

Vera Birkenbihl stellt die Frage [3]: »*Wo ist Schluss mit lustig?*« und stellt folgendes fest: Natürlich hat das viel damit zu tun, wie Sie heute »drauf« sind, trotzdem kann man sagen: Je stärker die Humorfähigkeit eines Menschen, desto höher kann die Messlatte hinaufklettern, ehe Sie sauer reagieren »müssen«. Wenn wir aber nicht mit Frust, Ärger, Wut reagieren »müssen«, dann können wir völlig anders handeln: Wir können lachen. Wenn uns das Überraschende nicht gefährdet, dann können wir über unseren Schatten springen und die alten Erwartungen loslassen.

Wo die Grenze zwischen Anlachen und Auslachen ist, hat auch was mit unserem **Wertesystem** und unserem **Einfühlungsvermögen** zu tun. Es ist wichtig zu wissen, dass Politisches, Inkorrektes, Sexistisches, Sarkasmus und Zynismus zu vermeiden sind, um gut humorvoll zu intervenieren.

> Die höchste Kunst ist es, sich selbst zum Humorobjekt zu machen, d. h. wenn andere mit uns selbst über uns lachen können (Abb. 1.1).

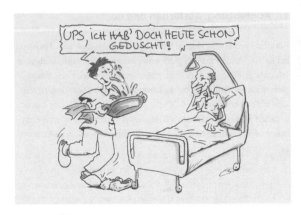

◩ **Abb. 1.1** Oh, je

Fazit
Humor ist ein komplexes Phänomen, das kognitive, affektive
und physiologische Aspekte mit einbezieht. Er äußert sich durch
Lächeln und Lachen, wodurch sich kommunikative Auswirkungen
ergeben. Humor ist nicht nur eine Haltung zum Leben, um
Schwieriges zu ertragen und die Fähigkeit, mit Lebenswidrigkeiten
gelassen umzugehen. Humor hat auch nachweislich positive
Auswirkungen auf die Gesundheit und kann dadurch unser aller
Leben verbessern.

Humor
in Gesundheitsberufen

Man ist nur eigentlich lebendig, wenn man sich des Wohlwollens anderer freut. (Goethe)

In der Pflegewelt kennen wir Humor seit den Zeiten von Florence Nightingale. Sie war eine bemerkenswerte Pflegende in ihrer Zeit und vermochte Maßstäbe zu setzen. Zu Zeiten des Krimkrieges, in denen in den Krankenhäusern schreckliche Umstände herrschten, was die Hygiene und Ausstattung betraf, schrieb sie z. B. an den Kriegsminister einen deutlichen, aber dennoch humorvollen Brief: »*Es gibt so viel Ungeziefer hier. Wenn all die Käfer wollten, könnten sie die unendlich langen Bettenreihen auf den Rücken schnallen und in einer endlos langen Reihe direkt zu Ihnen ins Kriegsdepartement tragen.*«

Man könnte dies als den **»ersten Galgenhumor«** in der Pflege bezeichnen! Florence Nightingale wurde von vielen Mitstreiterinnen wie von den Patienten geschätzt und für ihre besondere Art, wie sie mit schwierigen Dingen doch positiv und humorvoll umging, bewundert. Dies zeigt sich in dieser Äußerung eines Zeitzeugen: »*Welche Wohltat ist es, wenn sie vorbeigeht…sie war voller Leben und Spaß, wenn sie zu uns sprach, besonders wenn ein Mann niedergeschlagen war.*«. So war sie eine Persönlichkeit in ihrer Zeit, die durch ihren Humor und positive Lebenseinstellung vielen anderen ebenfalls Mut gemacht hat, und ein Vorbild für viele war.

Kennen Sie eine ähnliche, Mut machende Persönlichkeit aus der Geschichte, dem Gesundheitswesen, Ihrem Berufsumfeld oder vielleicht sogar aus Ihrer Einrichtung, die Sie besonders beeindruckt oder geprägt hat? Können Sie sich vorstellen, selbst eine Quelle für Kollegen, Patienten oder Angehörige zu werden, die in schwierigen Zeiten Humor und Gelassenheit in den Arbeitsalltag und die Einrichtung bringt? Welchen humorvollen Brief würden Sie an Ihre Pflegedienstleitung schreiben?

Humor als Ventil

Die Natur von Humor ist, dass sich Lustiges immer im Kontext der jeweiligen Situation manifestiert. Dieser Kontext ist vielerorts in Gesundheits- und Pflegeeinrichtungen von Stress, Krankheit, nackten Körpern, Exkrementen, Blut, Trauma bis hin zum Tod geprägt. In diesem Umfeld brauchen Angehörige von Gesundheitsberufen ein Ventil – den Humor. Daher hat der Humorstil im Gesundheitswesen eine weite Spannbreite, von Necken und Witzeln bis zum Galgenhumor. Wenn sehr große Anspannung herrscht, ist Humor in der Regel eher bissig oder sogar makaber. Es wird dann oft lauter gelacht, um Spannungen abzubauen.

> ❯ Angesichts von Tragödien ist Humor nicht selten das Mittel für die Bewältigung und kann Angehörige in der Gesundheits-, Kranken- und Altenpflege vor dem Burnout schützen.

Ziele von Humor können sein:
- eine warme und fürsorgliche Atmosphäre schaffen,
- mit dem Gegenüber gemeinsam lachen,
- verarbeiten von belastenden Situationen.

Humor – Helfer in der Not

Humor bringt Fürsorglichkeit und Unbeschwertheit zusammen. Er unterstützt die menschlichen Beziehungen und trägt zum Umgang mit belastenden Situationen bei. Weiterhin fördert er die Gruppenzugehörigkeit und ist ein wichtiger Mechanismus für die Bearbeitung belastender Gefühle wie Angst und Stress. Mit Humor ist es möglich, Ärger abzubauen und die Realität aus einer Distanz heraus zu betrachten. Dies trägt dazu bei, dass so das »gewisse Etwas« im Leben trotz Krisen, Tragödien und Tod immer wieder die Oberhand gewinnt. Der Humor ist, war und wird im Leben der Menschen immer eine tragende Rolle spielen, insbesondere bei den Gesundheitsberufen [2].

2.1 **Vater der Humormedizin**

Patch Adams – Der Wegbereiter

Wer war das? Es ist die authentische Geschichte des Arztes Dr. Hunter, »Patch Adams«, der als Medizinstudent in den 1970er Jahren der Meinung war, dass Lachen die beste Medizin sei. Mit vielen außergewöhnlichen Methoden und »verrückten« Maßnahmen heiterte er seine Patienten auf, nahm ihnen die Angst und brachte sie zum Lachen. Er war der festen Meinung, wenn der Patient lacht und seine Sorgen, Ängste und Nöte vergisst, sei dies der beste Heilerfolg. Er gründete ein Institut für Gesundheit (www.patchadams. org) in Arlington (Virginia), USA. Als Direktor schaffte er einen Platz für Menschen die auf eine »andere Art« Gesundheit wieder erlangen wollten. Das Prinzip besagt, dass der Körper und der Geist gesund sein müssen und Pillen und Medikamente nur im Kleinen dazu beitragen können. Er vertrat die Meinung, dass ein wirksames Heilmittel mehr als Medikamente sein müssen: Lachen und die Freude am Leben, verbunden mit Hoffnung, Liebe und Entspannung. So prägte und veränderte er durch sein Verständnis das amerikanische Gesundheitssystem.

Bei jeder Visite nahm er die Clownsnase mit und trat als Clown vor seinen Patienten auf. Seiner Pionierarbeit ist es zu verdanken, dass 1985 in den Kinderkliniken der USA erste Clowns ihre Arbeit aufnahmen. Dies war der Beginn der Klinikclowns. Anfang der 1990er Jahre kam die Idee nach Europa, und es dauerte einige Zeit, bis sie in Deutschland Fuß fasste. Heute gibt es in sehr vielen Städten Klinikclowns, die fest zum Personal gehören (▶ Kap. 10).

✅ Praxistipp

Das Leben und Wirken von Patch Adams wurde 1998 unter gleichnamigen Titel verfilmt mit Robin Williams in der Hauptrolle. Vielleicht ein Einstieg für Ihr Team zum Thema? Ob in der internen Fortbildung oder als gute Unterhaltung auf der Couch – in jedem Fall ist der Film empfehlenswert.

Gibt es in Ihrer Einrichtung Clowns, die regelmäßig Ihre Patienten und Pflegenden besuchen? Hilfreiche Adressen: ▶ Kap. 13. Vielleicht ist ja auch eine rote Nase ein persönlicher Beginn, Abwechslung in den Alltag Ihrer Patienten und pflegebedürftigen Menschen zu bringen?

2.2 Humor in der Betreuung und Pflege kranker Menschen

Humor im Alltag von kranken Menschen ist ein ganz wichtiger Aspekt und sollte viel mehr Beachtung finden. Es stellt sich natürlich immer die Frage, wie man damit im Alltag zufriedenstellend agiert und auch das gesamte Pflegepersonal mit einbezieht.

Entscheidend ist, das Komische, Lustige und Erheiternde im Pflegealltag wahrzunehmen und zu entdecken. Oft sind es die kleinen Dinge des Lebens, die erheitern und einen zum Schmunzeln bringen.

😀 Übung: Ernster Krankenbesuch

Stellen Sie sich mit geschlossenen Augen folgende Situation vor, was fühlen Sie dabei? Sie liegen im Bett, und es geht Ihnen schlecht. Sie sind krank und haben sehr viel Zeit zum Grübeln und Nachdenken. Plötzlich überkommt Sie Angst und Unwohlsein. Es klopft an die Tür: Endlich Ihr Besuch. Im Grunde eine willkommene Abwechslung, die Sie sehr freut, aber Ihr Besuch ist so ernst. Keine freundliche Umarmung oder Genesungswünsche, kein Lächeln und schon gar kein Lachen. Das Gesicht und die Körperhaltung Ihres Besuchs sind traurig, gleichgültig, betroffen. Gar keine witzige aufmunternde oder fröhliche Bemerkung. Hilft Ihnen das, gesund zu werden?

Humor ist mehr als nur mal einen Witz erzählt. Er steckt genauso in der Ironie, der Satire und auch dem Spott sowie dem Skurrilen und Absurden. Wer den Mut hat, da mitzugehen und aus einer unvermeidlichen Situation ein Absurdum zu erschaffen, der schenkt eine geistige Möglichkeit, kurz mit aller Kraft und Macht einen Ausflug in eine andere Welt zu machen, um damit für einen Augenblick das Tatsächliche zu vergessen und hinterher durch diesen verrückten Perspektivwechsel ein klein wenig anders zu empfinden. Diese Art schafft eine lachende Abarbeitung in körperlicher sowie auch geistiger Art und Weise!

Herr Freitag liegt nach einer Operation im Bett und eine Pflegekraft kommt leise ins Zimmer, zwinkert ihm zu und lächelt ihn an. Er schaut die freundliche Krankenschwester an, und ehe er sich auf seine Schmerzen konzentrieren kann, lächelt er auch schon, und dann sagt die Pflegekraft: »*Sie haben sich wohl so lange ausgeschlafen, weil es heute Abend wieder zum Tanzen geht, stimmt's!?*«

Wie kommt das bei dem Patienten an? Wahrscheinlich kann er nicht anders als tief einatmen und geneckt lächeln und seine Augen strahlen lassen. Vielleicht kommt ein kecker Kommentar und beide müssen lachen. So lockert sich die Situation auf, weil Pflegekraft und Patient ein Ventil haben, durch das sich Lust, Frust und Dampf ablassen lässt.

✅ **Praxistipp**
 ▬ Lächeln Sie – so sehen Sie die Resonanz Ihres Gegenübers.
 ▬ Sprechen Sie – so brechen Sie das Eis und schaffen Möglichkeiten der Kommunikation.

Fangen Sie klein an. Wenn Sie dabei bleiben, mit dem Herzen humorvoll zu sprechen, so bieten Sie eine gute humorvolle Kraft für Ihre Patienten und für sich selbst, die Gesundwerden und Gesundbleiben unterstützt.

2.3 Vorteile einer Humorkultur

Wer sich selbst und andere auch in schwierigen Situationen humorvoll begegnen kann, steigert die Arbeitsmoral und Freude im Team, was wiederum jedem einzelnen Mitarbeiter und den Patienten zu Gute kommt.

Verschiedene Arten von Humor können verschiedene Auswirkungen haben:

= Positiver, gutmütiger Humor wirkt sich positiv auf die Gesundheit aus.
= Negativer, herabsetzender Humor wird eher mit Gesundheitsproblemen in Verbindung gebracht.
= Menschen, die Humor leicht in diversen Lebenssituationen erkennen oder bemerken, gaben an, weniger Krankheitssymptome zu haben.
= Menschen, die Humor zur Bewältigung von Problemen benutzten, meldeten ebenfalls weniger Krankheitssymptome.
= Humorvolle Menschen sorgen sich weniger um Ihren Körper.
= Menschen, die Humor schätzen, haben weniger Angst vor ernsthaften Krankheiten und dem Tod.

Die Vorteile einer humorvollen Pflege sind bekannt und nicht mehr von der Hand zu weisen. Deshalb besinnen Sie sich auf die Möglichkeiten und schenken Sie dem Pflegealltag mehr Humor. Fangen Sie bei sich an.

Fazit

Vorteile humorvoller Pflege:

- Sie schafft Momente zum Auftanken für Patient und Personal.
- Sie lässt für einen Augenblick Angst, Leid, Krankheit, Trauer vergessen.
- Sie erschafft eine »Tankstelle« für neue Energie.
- Sie gestaltet neue Möglichkeiten, durch die »alte Strukturen« und »Stressiges« entspannt oder sogar aufgelöst werden können.

Humor und Persönlichkeit

Niemand ist frei, der nicht über sich selber Herr ist. (Matthias Claudius)

Ihre Persönlichkeit beschreibt Ihre **Einzigartigkeit** und sie ist das, was **Sie von anderen Menschen unterscheidet und wie Sie wahrgenommen werden.** Ihr Charakter ist nur ein Teilaspekt, der ein Merkmal ist oder eine Prägung beschreibt. Das Gute daran ist, dass unsere Persönlichkeit sich ständig verändert und entwickelt.

Sie umgeben sich gerne mit lachenden und fröhlichen Menschen? Das zeigt Ihre Resonanz zum Thema Lachen und Humor. Sie ist stark in Ihnen angelegt, sonst könnten Sie lachende Menschen nicht so stark anziehen. Warum leben Sie es nicht mehr?

Sie können es zu einem Persönlichkeitsteilaspekt machen, die Entscheidung liegt bei Ihnen. Es ist Ihre persönliche Ressource, die Sie einzigartig macht. Werden Sie die, die Sie sein wollen, die in Ihnen schlummert. Das ist dann persönlich gelebte Authentizität.

Humor ist eine Lebenseinstellung

Um zu einer guten und humorvollen Lebenseinstellung zu kommen und sie zu pflegen, braucht es Interesse, Freude und Lust an der eigenen Entwicklung und die Einsicht, aus gemachten Fehlern Erkenntnisse zu gewinnen. Alles, was Sie bisher erlebt haben an Gefühlen, ist in Ihrem Inneren gespeichert, dort wo Glück entspringt. Hier liegt auch Ihre persönliche Schatztruhe an Vorlieben, Talenten und Möglichkeiten. Ihr Zugang zu dieser Ressource geschieht durch Ihre Bewusstwerdung. Glück, Freude, Leichtigkeit und Humor sind Gefühle, die zum Ausdruck kommen, wenn zuvor etwas passiert ist, was Sie emotional berührt hat.

Sie wünschen sich mehr Humor in Ihrem Leben?

Dann beginnen Sie Ihre persönliche Reise zu Ihrer Einzigartigkeit, indem Sie bewusst Ihre Schätze bergen, die gespickt sind mit all Ihrem Erlebten, Wissen, Ihren Erfahrungen, Vorlieben, Ihrer Liebe und dem, was Sie als Glück empfinden. Werden Sie zu der **Persönlichkeit**, die Sie gerne sein wollen.

✅ Praxistipp

Beginnen Sie mit kleinen Schritten, um in Ihrem Leben mehr Glück, Freude und Humor einziehen zu lassen:

1. Akzeptieren Sie jede Lebens- und Arbeitssituation wie sie ist, ohne jemanden dafür verantwortlich zu machen und ohne es zu bewerten.
2. Werden Sie sich klar, dass es für all das, was Ihnen in Ihrem Leben begegnet, Lösungsmöglichkeiten gibt, es sind Ihre Entwicklungschancen.
3. Geben Sie Ihrem Leben eine neue humorvolle Lebensanschauung. Sie entscheiden über Ihre Lebensmelodie.
4. Spüren Sie Ihre Freiheit, die Sie haben und fühlen Sie Glück, agieren zu können.
5. Seien Sie neugierig und überrascht, was daraus alles entstehen kann.

3.1 Persönlichkeit und Lebensanschauung

Um eine ausgeglichene, freudvolle sowie humorvolle Pflegeperson zu sein, spielt es nicht die entscheidende Rolle, wie Sie aussehen, gekleidet sind oder welche Frisur Sie haben. Vielmehr geht es um Charisma, Persönlichkeit und Ausstrahlung und wie Sie Ihr Leben betrachten! Das sind die Eigenschaften, die den Unterschied zwischen einer guten und einer außergewöhnlichen Pflegekraft machen!

Ihre Persönlichkeit entwickelt sich. Anders ist das mit der Ausstrahlung, diese ist immer eine Momentaufnahme. Sie kann wie alles mehr gelebt und vergrößert werden durch eine bewusste und positive Entwicklung zum Leben mit neuen Wichtigkeiten. Es gibt in jedem Team Kollegen, die sehr attraktiv sind, jedoch nicht alle haben eine positive Ausstrahlung! Eine humorvolle Ausstrahlung können wir, wenn es uns bewusst ist, immer wieder verändern und verstärken, um ein zufriedenes und humorvolles Leben zu erleben.

Wie steht es eigentlich mit Ihrer humorvollen Lebenseinstellung? Wie schätzen Sie Ihre Humorausstrahlung ein? Wie viel Raum geben Sie der positiven Lebenseinstellung in Ihrem Berufsalltag? Oder ist es doch eher der Stress und das Gefühl »genervt zu sein«, mit dem Sie den Alltag überstehen? Vielleicht ist es ja an der Zeit, auszuprobieren, mit Humor die eine oder andere Herausforderung im Berufsalltag anzugehen.

Humorvolle Kindertage sind ein guter Nährboden

Hat Ihr Vater oder jemand anderes in der Familie gerne Witze erzählt und sich selbst dabei königlich amüsiert? Wurde viel Spaß und Quatsch gemacht? Glückwunsch, da haben Sie es schon kennengelernt, wie schön und befreiend es in einer Familie zugeht und wie es sich anfühlt, wenn die Familie humorvoll miteinander umgeht. Vielleicht haben Sie die Fähigkeit mitbekommen, lustige Geschichten oder Witze zu erzählen? Diese positiven Eindrücke in der Kindheit, welche Rolle Humor im Familienleben spielt, prägt auch oft die Lebenseinstellung und bereitet den Weg, Humor auch in die eigene Lebensanschauung zu integrieren? Aber auch, wenn in den Kindheitstagen weniger gelacht wurde, können Sie ein fröhlicher Mensch sein. Entscheidend ist, was Sie jetzt daraus machen und welchen Stellenwert Sie ab jetzt dem Humor geben.

> ## 😊 Übung: »Ihr Lebensmottonavigator«
>
> Wie sehen Sie Ihren Alltag im Gesundheitsberuf? Ist er recht stressig und ungerecht? Was nervt Sie? Was erheitert Sie und auf welche Momente im Tagesablauf freuen Sie sich? Empfinden Sie Ihren Beruf interessant und bietet er Ihnen täglich neue Herausforderungen? Schließen Sie die Augen und stellen Sie sich Ihren Arbeitstag bildlich vor. Was kommt Ihnen spontan in den Sinn? Wenn der erste Eindruck ein stressiger ist, kommt dieser Hinweis aus Ihrem Unterbewusstsein. Nehmen Sie dies an und bearbeiten Sie es zum Guten (▶ Abschn. 4.3).

Glauben und Werteempfinden

Glauben heißt, *indogermanisch* begehren, gut heißen; *lat.* credere, das Herz geben, schenken, *altindische Wurzel entspricht*: »**Sein Herz auf Etwas setzen**«.

Was glauben Sie: Wird in der Pflege mehr Freude und Humor gebraucht oder mehr Technik und Apparate? Ich denke, dass der technologische Fortschritt schneller war als die Entwicklung des Personals. Ich möchte Sie ermutigen, Ihren Glauben an die menschliche Weiterentwicklung nicht aufzugeben, denn es gibt positive Beispiele, und immer mehr Kliniken und Gesundheitseinrichtungen merken, wie wichtig und gesundheitsfördernd Menschlichkeit, Zeit und der persönliche Kontakt, verbunden mit Freude und Lachen, für die Patienten ist.

Die Krankenschwester Frau Rita Schulze hat sich ganz intensiv und persönlich zum Humor bekannt. Sie trägt auch immer irgendwelche witzigen Tücher, und ihr Namensschild verwandelt sich mit ihrer Humorjahreszeit. Das hat sich schon so herumgesprochen, dass alle Frau Schulze gerne witzige Accesoires schenken oder lustige Geschichten und Witze zukommen lassen. Sie ist so ganz allmählich zur Humorkrankenschwester erkoren, und man sagt sich so ins Ohr, wenn Du mal traurig bist und nichts zu lachen hast, dann solltest Du mal bei Schwester Rita Schulze vorbeigehen.

In gewisser Weise realisiert sich für jeden Menschen **sein Glaube**. Stellen Sie sich vor, immer mehr Menschen glauben, dass es Möglichkeiten gibt, den Pflegealltag positiv und neu humorvoll zu gestalten, und setzen dies um.

Fragen Sie sich: Ist Ihnen bewusst, welche Werte für Sie in Ihrem Beruf sehr wichtig sind? Wie sieht konkret Ihr Werteempfinden aus?

☺ Übung: »Werteübung«

Schreiben Sie für sich die 10 wichtigsten Werte auf.

Was uns wichtig ist

Werte sind Vorstellungen über Eigenschaften. In den 1980er Jahren erstellte der Psychologe Shalom H. Schwartz eine universelle Wertigkeitstabelle von – am wichtigsten – eins bis zehn. Spannend ist die zeitliche Veränderung der Werte (◨ Tab. 3.1). Es ist eine gute Tendenz, dass sich das Glauben und Werteempfinden verschoben haben, von Platz 1 und 2, **Selbstbestimmung und Anregung** zu **Ehrlichkeit und Treue**. Der Weg wird daher wieder mehr zum Ursprünglichen her tendiert, der besagt: Gut heißen und sein Herz auf etwas setzen.

◨ **Tab. 3.1** Werte im zeitlichen Vergleich

	1980er Jahre (Shalom H. Schwartz)	2011 (Umfrage: Statista, Partner von IfD Allensbach, Quelle You GOV)
1.	Selbstbestimmung	Ehrlichkeit
2.	Anregung	Treue
3.	Glück	Zuverlässigkeit
4.	Erfolg	Höflichkeit
5.	Macht und Kraft	Aufrichtigkeit
6.	Sicherheit	Tradition
7.	Gruppenzusammengehörigkeit	Solidarität
8.	Tradition	Respekt
9.	Wohlwollen	Offenheit
10.	Weltweite Gültigkeit	Hilfsbereitschaft

Humor und Selbstwert

Eine wichtige Frage, um mehr Selbstwert und Selbstsicherheit im Leben zu integrieren, lautet: Für wie wertvoll halten Sie sich und Ihnen Humor?

Die Bremsauslöser hierfür könnten sein:

- Schwierigkeiten mit sich selbst und den Kollegen,
- Stress,
- Unzufriedenheit,
- Probleme.

Denken Sie vielleicht, dass, was Sie für wichtig halten, sei nicht so wichtig!? Wenn ja, da bekommt der eigene Humorselbstwert nicht den Wert, der ihm gebührt. Sobald Sie aber anfangen, dem eigenen Selbst und dem Wert Humor einen Platz zu geben, kann er wachsen.

- Wenn Sie sich verstehen und annehmen so wie Sie sind, dann können Sie auch so schnell nichts mehr verlieren.
- Sie selbst bestimmen Ihre Glaubenssätze.
- Spüren Sie Ihre eigene Dankbarkeit für das, was ist.
- Finden Sie Ihre Herzkraft (► Abschn. 4.1).
- Bringen Sie Ihren Humor zu Tage und leben sie ihn. Dann macht Ihnen persönlich das Leben mehr Spaß!

Was kann Sie bei der Erhöhung Ihres Selbstwertes unterstützen? Eine Möglichkeit ist das Üben beim Improvisationstheater (► Abschn. 3.2), da lautet der Slogan:« Humorvoll scheitern«! Oder aber ist die Logotherapie, um den Sinn Ihrer Lebensgeschichte zu erkennen und zu leben (► Abschn. 10.3). Die provokative Therapie (► Abschn. 10.4), um kontraeffiziente Glaubenssätze und innere Dialoge zu erkennen und umzukehren.

Wer seine eigene humorvolle Art er-lebt und aus-lebt, der ist sich mehr seiner Selbst-bewusst und kann so mit seiner gelebten neuen Humorart leichter intervenieren und leichter mit Stress umgehen.

Ihre Gedanken zum »WERT« bestimmen schließlich Sie selbst!

Humorbiographie

Erstellen Sie Ihre eigene Humorbiographie für mehr Humor in Ihrem Leben. Stecken Sie Ihren Humorradius ab, um Ihren wahren tief sitzenden authentischen Humor kennen zu lernen.

Es spielt keine Rolle, wie humorvoll Sie bis jetzt waren. Die viel wichtigere Frage ist, wie viel Platz Sie dem Humor zukünftig in Ihrem Leben geben und einräumen wollen. Nehmen Sie sich eine halbe Stunde Zeit und tauchen Sie in Ihre Geschichte ein. Alles, was Sie erlebt haben und wie Sie damit umgingen, verrät Ihnen etwas über Ihren **Humorkern.** Vieles hat Sie geprägt. Bestimmt gab es Situationen, in denen Sie bewusst oder unbewusst den Humor genutzt haben, um Situationen zu meistern. So ist es hilfreich, seine eigene Humorbiographie zu erstellen und zu kennen. Denn somit können Sie Ihre Humorstrategie zukünftig erfolgreich für sich nutzen.

🙂 **Übung: Meine Humorbiographie**

Meine Humorbiografie: von 1970 bis heute 2012
- Was ich besonders lustig fand:
    - Als Kleinkind
    - Als Schulkind
    - Als Auszubildende
    - Als Erwachsene
- Worüber lachte ich:
    - Mit meinem Vater ?
    - Mit meiner Mutter?
    - Mit meinen Geschwistern?
    - Mit meinen Freunden?
- Als was verkleidete ich mich gerne als Kind?
- Welche Spiele spielte ich gerne?
- Wie feierte ich meinen Kindergeburtstag?
- Wie konnte man mich als Kind begeistern?
▼

- Meine Freunde, mit denen ich sehr gut lachen konnte, waren/sind bis heute:
- Gibt es einen kleinen roten Faden, wie ich bisher Humor gelebt habe?
- Meine Humorentwicklung von … bis heute. Gab es Möglichkeiten, wo ich meine Fähigkeiten ausgelebt habe?
- Bei richtigem Ärger und Stress. Wie hilft mir da der Humor?
- Mein persönlicher Humorleitsatz lautet:

Der persönliche Humorfragebogen

Die Fragen des Humorfragebogens haben das Ziel, die Dinge wieder aufleben zu lassen, worüber Sie gerne gelacht haben und lachen. Der Humor ist ein sehr verlässlicher Wegweiser zu Ihrem wahren Wesenskern und Ihrer inneren »Schatztruhe«. Wenn Sie sich mit Ihrem Humor und der Freude bewusst werden, dann gelingt Ihr ganz persönlicher authentischer Humor zu wachsen.

😊 **Übung: Der Humorfragebogen**

…für Sie selbst, Ihre Kollegen, Ihre Freunde und Familienmitglieder – Je mehr Sie darüber erfahren, umso größer wird die Spielwiese und die Humorideen und Möglichkeiten.

1. Was bringt Sie zum Lachen?
2. Über was haben Sie als Kind gerne gelacht?
3. Welche Filme haben Ihnen richtig Spaß gemacht und Sie zum Lachen gebracht?
4. Mit wem können Sie am besten lachen?
5. Wie wichtig finden Sie es, dass im Berufsleben Platz für Humor ist?

▼

6. Welches ist und war Ihr humorvollstes Buch?
7. Ihre Lieblingsmusik, die Sie humorvoll anspricht?
8. Was bedeutet Humor für Sie?
9. Wann haben Sie zum letzten Mal richtig gut gelacht?
10. Wie oft lachen Sie?
11. Wie fühlen Sie sich, wenn Sie lachen?
12. Welche Bedeutung hatte Humor in Ihrer Familie?
13. Stellen Sie sich vor, Sie wären ein Komödiant, wer wären Sie?

3.2 Humor als Selbstpflege

Als Angehörige der Gesundheitsberufe kennen wir uns aus mit dem Versorgen von kranken, älteren und hilfsbedürftigen Menschen. Nur, wie sieht es mit der Pflege um uns selbst aus? Denken wir auch einmal an uns und nehmen uns die Zeit dafür?

Selbstpflege ist die Kunst, gut mit sich umzugehen und zu schauen, dass man im **seelischen** und **körperlichen** Gleichgewicht ist und bleibt. Hier reicht es nicht aus, nur mal im Urlaub nach sich zu schauen, weil man da Zeit hat. Ihr Körper und Geist reagieren ständig und punktgenau auf Ihr Tun. Das bedeutet, nur wenn Sie ausgeglichen sind, ist es möglich, das Leben auf seine humorvolle Art leben zu können, denn sonst fehlen **Sinn** und **Bewusstsein** dafür! Humor und Selbstpflege sind wie einen Garten zu pflegen. Auch wenn man es nicht gleich sieht, können in guter Muttererde kraftvoll die Blumen sprießen.

10 Tipps für Ihre Humorpflege

— Wenn Sie früh morgens aufstehen, werden Sie sich **Ihrer Selbst bewusst** und stehen dann erst auf und nehmen Sie Ihr Lächeln mit.
— Ziehen Sie irgendwas zusätzlich an, das Ihnen Spaß macht und fröhlich stimmt, z. B. eine lustige Unterhose, witziges Top, ein

buntes Tuch, eine besondere Brosche oder einen Button, vielleicht einen Hut oder Base-Cap, evtl. farbige Strümpfe. Schon Kleinigkeiten haben eine große Wirkung. Probieren Sie es aus.

— Nehmen Sie sich morgens und abends Zeit für eine humorvolle **»Tagesvor- und Tagesrückschau«**. Was ist Ihnen heute gut geglückt, was war witzig und hat Sie zum Lachen gebracht? Am besten, Sie schreiben es auf.

— Was war heute eher nicht so gut und humorvoll? Schauen Sie sich die Situation in Ihren Gedanken an. Spüren Sie und malen Sie mit Ihren Gedanken diese Situation nochmals aus und sehen Sie das Ganze nochmal neu humorvoll, wie es hätte sein können, damit Sie es gut gefunden hätten?

— Decken Sie sich Ihren Tisch so, dass Ihnen etwas Humorvolles ins Auge sticht.

— Gestalten Sie sich ein humorvolles Namensschild, was Ihnen entspricht, für die Kleidung und evtl. für Ihre Bürotür.

— Schreiben Sie für sich ein Humortagebuch mit den Dingen, über die Sie sich erfreuen können und konnten. Auch Kleinigkeiten verdienen es, genannt zu werden, denn die können genau das Sahnehäubchen sein!

— Packen Sie sich ins Auto und in die Kittelschürze eine rote Nase für alle Fälle.

— Sammeln Sie witzige Bilder und Postkarten. Es gibt so viel Möglichkeiten und Auswahl (► Kap. 13).

— Erstellen Sie für sich eine Collage mit all den lustig-fröhlichen-humorvollen Bilder, die Sie persönlich ansprechen. Platzieren Sie diese an einer Stelle, die Sie täglich öfters sehen.

— Schlafen Sie in fröhlicher Bettwäsche (◘ Abb. 3.1).

Nur Mut, fangen Sie an!

Nur Sie selbst sind es, die es schaffen kann, dass der Humor auch ein Stück weit zu Ihrer persönlichen Pflege wird. Kleidung, Nägel, Frisur wird gepflegt. Es wird Zeit, auch dem Humor diesen Stellenwert einzuräumen. Selbstpflege bedeutet auch, langfristig gesund

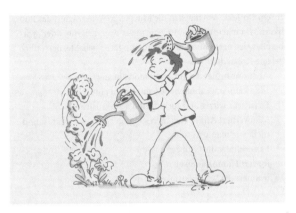

◻ Abb. 3.1 Humorpflege

und vital zu sein und zu bleiben und dadurch auch Glück, Freude und Humor zu erleben. Leben Sie das, was Sie sich wünschen und fangen Sie bei sich an (▶ Top im Job: »Nicht ärgern, ändern«).

Improvisationstheater

Wenn Sie ein Allround-Übungs-Spiel-Herausforderungskonzept suchen, so kann ich Ihnen Improvisationstheater empfehlen. Haben Sie schon einmal als Zuschauer ein Improvisationstheater miterlebt? Das Publikum ruft über den Moderator den Schauspielern neue Wendepunkte zu, die diese dann umsetzen. Keiner weiß, wohin das Stück führt, weder die Schauspieler noch das Publikum. Das Zusehen und Miterleben ist klasse, aber selbst mitspielen ist unbeschreiblich!

Beim Improvisationstheater ist nichts einstudiert. Damit kein Chaos entsteht, ist Zusammenarbeit und gegenseitiges Wohlwollen gefragt. Nur wenn alle Spieler auf der Bühne aufeinander achten und sich gegenseitig inspirieren, können »runde« Geschichten entstehen. Das schweißt zusammen und macht kreativ. Die Konzentration verlagert sich weg von den eigenen Ängsten hin zu

Ihrem Umfeld: Was machen die Mitspieler? Wie reagiert das Publikum? Da man nichts »aufsagen« muss, was »gelernt« oder »vorbereitet« ist, entsteht etwas Besonderes. Es ist geballte, persönlich gelebte Kreativität!

Aber was bringt das Improvisationstheater?

- Man kann ungeahnte neue Fähigkeiten entdecken.
- Es ist sehr witzig und spritzig und sehr kreativ.
- Man verliert Angst, weil man spontan spielt, wie man ist und nicht wie man sein sollte.
- Es verbindet die Gruppe,
- fördert Humorfähigkeit,
- trainiert die Schlagfertigkeit.

Die wichtigste Grundlage, so sagt Dr. Charlotte Tracht vom Improtheater München, sei, die »Lust am Scheitern.« Dadurch können Ängste und Blockaden wunderbar abgebaut werden und das bei ultimativem Spaß!

Probieren Sie doch mal eine Schnupperstunde oder Sie integrieren es in die Humorarbeit in der Pflege oder bei einer Weiterbildung, wovon das ganze Team etwas hat.

> 😊 **Übung**
>
> In einer Gruppe fangen zwei Leute einen Dialog an, den die Gruppe spontan bestimmt, z. B. »erzähle vom letzten Urlaub«. Bedingung: Es darf kein »S« gesprochen werden. Wenn doch, muss reihum der Nächste den Dialog fortsetzen.

Fazit

Der Wunsch der Menschen nach einem Leben mit guten Werten ist vorhanden, der Bedarf, in den wirtschaftlich harten Zeiten umso größer. Wir merken in den derzeit schnellen Zeiten, dass Entschleunigung sehr gut tut. Gerade in Gesundheitsberufen kommt man mit »noch schneller« überhaupt nicht schneller voran. Geben wir den Werten Glauben an die Hand und schaffen Möglichkeiten, damit mehr Menschlichkeit, Freude und Humor gelebt werden kann.

Wege ebnen: Möglichkeiten, die Humor begünstigen

Es ist schwer, das Glück in uns zu finden, und es ist ganz unmöglich, es anderswo zu finden. (Nicolas Chamfort)

Ist die Fahrbahn frei?

Stellen Sie sich vor, Sie fahren mit dem Auto auf einer Straße, wo ganz viele große Steine liegen? Wie geht das, was würde passieren?

- Sie können nicht richtig fahren.
- Sie sind genervt.
- Sie können das Fahren und den Weg gar nicht recht genießen.
- Es dauert sehr lange, bis Sie, wenn überhaupt, an Ihr Ziel kommen.
- Sie verbrauchen mehr Zeit und Energie.

Fahrbahnhilfe?

Im übertragenen Sinne ist es so mit Ihrem Thema Humor. Wenn zu viele Steine, Hindernisse da sind, so können Sie nicht richtig im Gleichklang und mit Humor leben. Deshalb sorgen Sie für eine **hindernisfreie Lebensfahrbahn!** Machen Sie Ihre Fahrbahn frei! Werden Sie frei von Stress, Ärger, Hektik, Angst (▶ Top im Job: Nicht ärgern, ändern). Die Visionsübung »Alltag« hilft Ihnen dabei.

😊 Übung: »Vision Alltag«

Schließen Sie die Augen und entspannen Sie sich. Werden Sie sich bewusst, atmen Sie tief ein und stellen Sie sich nun erneut Ihren Lebensalltag vor. Sehen Sie diesen vor Ihrem geistigen Auge. All die Stationen Ihrer Begegnungen in Ihrem Pflegealltag. Schauen Sie genau hin und spüren Sie, ….wie Sie zur Arbeit gehen, ankommen, Ihre Kollegen begrüßen,…Ihre Tätigkeit ausführen…. was müsste sein, damit Sie das erleben, was Sie wollen? Gehen Sie in die Situation hinein…und malen Sie sich diese optimal aus.

Das könnte ein Anfang werden. Schreiben Sie alles dazu auf, was Ihnen dazu einfällt; Stichpunkte reichen. Lassen Sie Ihrem Gefühl freien Lauf. Ihre Ideen, die dabei heraus kommen, resultieren aus Ihren persönlich gemachten Erfahrungen und sind wichtig. Wenn Sie in Ihrer Einrichtung beschlossen haben, etwas zu ändern, so bringen Sie es in ihr Team ein und berichten Sie anderen davon. Bringen Sie das Konzept an oberer Stelle an, die für betriebliche Entscheidungen zuständig ist. Die Chancen für positive Veränderungen im Unternehmen stehen zur Zeit sehr günstig, weil immer mehr Einrichtungen bewusst wird, dass ein ganzheitliches innovatives sowie humorvolles Konzept auch ein langfristiges Konzept ist, das für gute Unternehmensführung steht. Ein erster Schritt könnte sein, mit einer Weiterbildungsmaßnahme zu starten: z. B. **»Stressfrei im Pflegeberuf arbeiten!«**

Was bringen geebnete Wege ohne Steine?

Ein gutes Durchkommen im beruflichen Pflegealltag. Wenn Sie körperlich und geistig im Gleichgewicht sind, so kann der Humor wunderbar in Ihrem Geist sein kreatives ganzes Potenzial entfalten und Sie den Pflegealltag auch humorvoll empfinden (◘ Abb. 4.1).

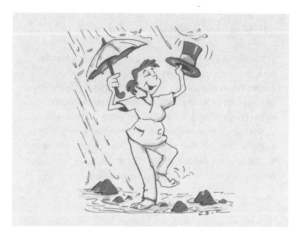

◻ **Abb. 4.1** Steine stören nicht

4.1 **Humorvolle Gelassenheit**

Gelassenheit bedeutet: Innere Ruhe, Gemütsruhe. Es ist die Fähigkeit, in schwierigen Situationen die Fassung oder eine unvoreingenommene Haltung zu bewahren. Sie ist das Gegenteil von Unruhe und Aufgeregtheit und ist auch eine Freundin des Humors.

Wie können Sie es schaffen, mehr Gelassenheit in Ihr Leben zu integrieren? Die Kunst heißt: Im Moment zu sein. Leichter gesagt als getan. Ganz bewusst im »Jetzt« mit der Aufmerksamkeit zu sein! Nach dem Motto: Wenn ich gehe, dann gehe ich, wenn ich esse, dann esse ich, und so weiter. Hören Sie auf, mehreres gleichzeitig zu tun. Sagen Sie dem Multi-Tasking Adieu.

Versuchen Sie zur Ruhe zu kommen. Das geht sehr gut »beim Sitzen«, d. h. »meditieren«. Fangen Sie an, morgens und abends nur 5 Minuten still zu sitzen und Ihre Gedanken einfach gehen zu lassen. Stille üben hilft sehr, aus dem Stress zu kommen und die

Gelassenheit einzuladen. Für den Anfang eignet sich zum Erlernen eine Gruppe gut.

Es geht um Ihre persönliche Bewusstwerdung, was zu tun ist, damit Sie Humormöglichkeiten begünstigen. Bei Hindernissen wie Stress und Ärger kann kein ausgeglichenes Arbeitsleben stattfinden.

😊 **Übung: »Bin ich gelassen?«**

Beobachten Sie sich öfters einmal. Sind Sie gerade »gelassen«? Gehen Sie z. B. alle 3 Stunden mit Ihrer Aufmerksamkeit zu sich selbst. Um 9 Uhr, 12 Uhr, 15 Uhr, 18 Uhr und 21 Uhr. Und während Sie sich beobachten, werden Sie sich bewusst und »lächeln« sich dabei an – das ist ein guter Anfang!

Herzintelligenz

Kennen Sie die Essenz von Antoine de Saint-Exupery? »*Man sieht nur mit dem Herzen gut!*« Was poetisch und gefühlsmäßig schön klingt, ist mehr als das. In den 1980er Jahren machten Wissenschaftler eine faszinierende Entdeckung. Sie fanden im Herzen ein komplexes und unabhängiges System mit mindestens 40.000 Nervenzellen. Dieses »Gehirn im Herz« sendet Informationen, wodurch eine Art Dialog zwischen Herz und Gehirn stattfindet. Diese große Kraft, die vom Herzen ausgeht, ist vielen Menschen gar nicht genau bekannt und bewusst. Es ist die Klugheit und die Kraft Ihres Herzens.

Herzintelligenzmethode

Diese Methode wurde 1990 von Doc Childre aus den USA entwickelt. Es ist ein Übungsprogramm, das gut im Alltag von Nutzen ist, um Angst, Stress, Trauer aufzulösen und Heilung zu erfahren und wieder zur inneren Mitte zu finden. Es ist eine geniale Methode, um psychischen und körperlichen Stress abzubauen und somit dafür zu sorgen, dass ein freudvolles, ausgeglichenes und humorvolles Arbeitsklima herrschen kann. Die Herzintelligenzmethode:

- baut Angst, Sorgen und Stress ab,
- hilft bei Schlafstörungen,
- senkt den Blutdruck,
- stabilisiert den Herzrhythmus und
- fördert die Kreativität.

Kann man bewusst auf die Herzebene gehen?

Ja, so wie wir unbewusst durch Traurigkeit, Kummer und Sorgen Herzschmerz im negativen Sinne kennen, so ist es auch möglich, sich bewusst mit dem positiven Herzgefühl zu verbinden. Wir können uns also ganz **bewusst auf die Herzebene begeben** und damit Stress und Ärger und Kummer umwandeln in positive Energie, die fließt wie die Liebe! Wenn Sie das Gefühl haben »im Stress zu sein«, nehmen Sie sich ein paar Minuten Zeit für eine wichtige kleine Auszeit.

😊 Übung: »Herzsekundenkurzentspannung«

Setzen Sie sich bequem auf einen Stuhl und schließen Sie kurz die Augen und atmen dabei tief ein und aus. Lassen Sie nun ganz bewusst leicht Ihre Schultern nach vorne fallen und versuchen Sie, bewusst durch **Ihr Herz zu atmen** mit dem tiefen Gefühl der Liebe. Erinnern Sie sich ganz stark an das Gefühl der Liebe und atmen so durch Ihr Herz. Mit dieser kleinen Übung, die zwischen 15–30 Sekunden dauert, regenerieren Sie Ihr gesamtes System und kommen aus der Stressspirale sofort wieder heraus.

Wenn Sie es schaffen, sich täglich ein bisschen mehr mit Ihrer **Herzkraft** zu verbinden, umso kraftvoller wird die Verbindung **Kopf zu Herz.** Diese Methode hat sich auch sehr gut bewährt bei Personen, die Burnout-gefährdet waren. Es gibt eine Reihe von Informationen und Literatur zum Thema, um für sich selbst die größte Kraftquelle zu entfachen (▶ Top im Job: Nicht ärgern, ändern). Gerade wenn Sie mehr Humor erleben möchten, sollten Stress und Sorgen dies nicht hemmen. Der Humor, der mit Herz und Liebe verbunden ist, ist der Schönste, denn ohne Herz ist alles nichts.

4.2 Atem

Wenn Sie glauben, dass Sie nur atmen, um nicht zu ersticken, dann kann ich Ihnen sagen, weit gefehlt! In fernöstlichen Kulturen hat der Atem eine sehr große Bedeutung, bei uns noch nicht so sehr, höchstens bei alternativen Heilverfahren und beim Autogenen Training. Dabei kommt und geht der Atem ohne unser Zutun, er ist bei uns, ohne dass wir ihn bitten müssen. Wenn Sie lernen Ihren **Atem bewusst zu kontrollieren**, so schaffen Sie eine wunderbare Möglichkeit, Stress und Angst abzubauen! Damit ist der Weg geebnet, um ein ausgeglichenes und fröhlich-humorvolles Leben zu führen.

Kennen Sie, dass Sie vor lauter Stress und Hektik vergessen, tief zu atmen? Damit sind Sie nicht alleine. Es ist schon gut, wenn Sie es merken, dann können Sie es auch ändern! **Was kann ich tun?**

Wenn Sie merken, dass Sie im Stress und in der Hektik sind, nehmen Sie sich 5 Minuten zum Rückzug, sei es darum, dass Sie nur mal austreten im wahrsten Sinne des Wortes.

😊 Übung: Bauchatmung – »Lachende Nasenatmung«

Linkes Nasenloch zuhalten und 3-mal tief ein- und ausatmen.

Rechtes Nasenloch zuhalten und 3-mal tief ein- und ausatmen.

Nun beide Hände auf den Unterbauch legen und tief durch die Nase einatmen und bis ganz tief in den Unterbauch hin atmen und kraftvoll zum Mund ausatmen. 3- bis 6-mal wiederholen und nachspüren!

Werden Sie sich bewusst, dass der automatische Atem gelegentlich Ihrer Aufmerksamkeit bedarf und Ihnen Ruhe und Entspannung und Gesundheit bringt und das schon in kurzer Zeit. Es ist sehr kraftspendend, am offenen Fenster zu atmen oder im Freien, es ist dann wie eine Sauerstoffdusche!

4.3 Unterbewusstsein

Kennen Sie Ihr Unterbewusstsein? Es handelt sich hierbei um einen Eisberg in Ihnen, bei dem nur die Eisbergspitze rausschaut (1/7) und der Rest nicht sichtbar ist (6/7).

In der Einrichtung bekommen Sie mit, dass Herr Mayer von einem schlimmen Darmvirus heimgesucht wurde. Sie ärgern sich und glauben, dass es ein Fehler war, dass Sie ihm gerade noch die Hand gegeben haben. Wenn Sie überlegen und in sich hineinhorchen, ist Ihnen irgendwie jetzt auch nicht gut. Ja, schon richtig komisch und flau im Magen. Stunden später stellt sich heraus, dass die Kollegin den Kollegen Ernst Meier meinte, der heute erst gar nicht zum Dienst erschienen war. Der Bewohner, Herr Mayer, habe keinen Infekt, und Sie haben sich eingebildet, dass Sie möglicherweise auch einen Darmvirus haben könnten. Fast wäre diese selbsterfüllende Prophezeiung aufgegangen!

Die Kraft der Gedanken ist sehr groß. Seien Sie sich darüber bewusst! Was ist wichtig zu wissen?

- Ihr Unterbewusstsein ist ein Zusammenschluss Ihrer Glaubenssätze.
- Ihr Unterbewusstsein hört genau auf Ihre Sprache.
- Ihr Unterbewusstsein reagiert auf Bilder.

Was kann man tun?

- Situation wahrnehmen,
- erkennen, welches Programm oder Muster abläuft,
- Stressfaktoren erkennen,

Mit Hilfe der Schaltzentrale das Unterbewusstsein positiv programmieren.

Fazit

Es ist gut zu wissen, welche Kraft und Macht Ihr Unterbewusstsein hat. Machen Sie es zum Freund, denn es entscheidet oftmals darüber, was passiert. Verbessern Sie Ihre Humorfähigkeit, indem Sie Ihre inneren Bilder verändern und negative Glaubenssätze auflösen.

Kommunikation und Humor

Nicht das Problem macht die Schwierigkeiten, sondern unsere Sichtweise. (Viktor Frankl)

Eine gut gelungene Kommunikation ist wie beim Bogenschießen ins Schwarze treffen! Sie sind fähig, gute Worte zu finden, die der andere versteht und damit auch weiß, was Sie damit sagen wollten. Gratulation! Im wirklichen Leben ist das eher die Ausnahme, weil meist der Entwicklungsstand unter den Menschen stark differenziert. Sind wir in der Pflegeeinrichtung, wo viele Menschenschichten und Nationalitäten und besondere Umstände aufeinander treffen, da gibt es dann viel Platz, um sich falsch zu verstehen. Wie bauen wir dann noch den Humor mit ein?

Wenn Sie sprechen, sprechen Sie nicht nur über Worte, sondern kommunizieren Sie gleichzeitig über Ihre Haltung und Ihre Mimik

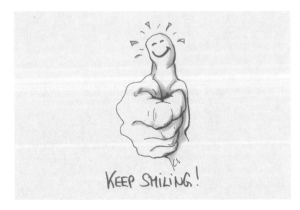

□ Abb. 5.1 Smily

und dem Klang der Stimme mit Ihrem Gegenüber! Achten Sie darauf und seien Sie sich darüber bewusst! Eine Möglichkeit sich zu erinnern (◘ Abb. 5.1): Malen Sie sich als Gedankenstütze einfach einen »Smily« auf die Daumenkuppe, den man ruhig auch sehen darf!

Hören Sie sich öfters mal beim Reden zu! Was sagen Sie? Wie sagen Sie es? Sind es humorvolle, von Herzen kommende Worte?

Humor wächst am besten in dem Garten, wo der Boden gut vorbereitet ist. Fangen Sie an, Ihr Humorbeet zu pflegen, es lohnt sich.

5.1 Empathie: Einander besser verstehen

Empathie ist ein aktiver Prozess des **einfühlenden Verstehens**. Entscheidend ist das Interesse, sein Gegenüber verstehen zu wollen! Gerade in der Pflegeeinrichtung, wo viele Menschen durch Krankheit und Ausnahmesituation wenige Gefühle zulassen, ist es schwieriger, die Gefühlsregungen wahrzunehmen. Wie kommunizieren und verstehen wir einander? Es spielen verschiedene Faktoren eine Rolle:

- Worte,
- Betonung
- Gestik,
- Mimik,
- Haltung.

Es ist eine große Kunst, die eigenen Gefühle in Worte zu fassen. Wir lernen dies nicht automatisch, sondern eignen uns dies erst im Laufe des Lebens an (► Top im Job: »Wie bitte«).

Was können Sie tun, um empathisch zu reagieren?

- Das Gehörte nochmal kurz zusammenfassen, z. B: »Sie meinen damit, dass…..« und wenn der Gesprächspartner dies dann bestätigt, ist Missverständnissen schon ein wenig vorgebeugt.
- Nachfragen: »Was genau meinen Sie? Was ist Ihnen dabei am wichtigsten?«

> »Ich habe den Eindruck, dass Sie z. B. ......sind.«
> »Können Sie mir bitte helfen, es besser zu verstehen.«

Wenn Sie die Gefühle und Bedürfnisse wahrnehmen, die hinter den Aussagen der anderen stehen, so entsteht mehr Verständnis und das ergibt ein mehr Miteinander. Sie wollen mehr Humor in die Kommunikation bringen, dann ist es sehr effektiv, wenn Sie empathisch reagieren und agieren können. Am besten: Beobachten ohne zu bewerten, aktiv zuhören und empathisch nachfragen.

Humorvoll reagieren

Es gibt immer mehrere Möglichkeiten, auf etwas zu reagieren. **Humorvoll zu reagieren**, ist wahrlich eine der besten. Sie setzt natürlich eine hohe Kunst an Sensibilität und Einfühlungsvermögen und Humorwissen voraus. Wichtig und entscheidend ist, dass Sie selbst nicht im Stress sind, sondern bewusst wahrnehmen können.

Wie können Sie humorvoll reagieren?

> Durch Perspektivwechsel,
> über den Überraschungseffekt,
> durch Reduktion,
> wenn man aus der Schwäche eine Stärke macht

Unbeschwert ist ganz viel wert

Nehmen Sie den Druck heraus, alles perfekt machen zu wollen. Gerade in der Einfachheit der Akzeptanz liegt ein Schlüssel, der uns Freiraum schenkt und uns authentisch humorvoll reagieren lässt. Wie sagte schon **Erich Kästner**: »*Wer sich mittels Humor schützen kann, ist ein weiser Mensch.*«

Wie können Sie sich üben?

Am besten in schwierigen oder peinlichen Situationen im Pflegealltag, denn da fungiert der Humor als Bewältigungsstrategie. »Lustvoll zu scheitern« macht frei und schenkt dem Lachen und Humor seinen Platz. Klein anfangen, um dabei immer mehr ein Gefühl dafür zu bekommen.

Richard Panzer wurde ein Bein aufgrund des fortgeschrittenen
Diabetes amputiert. Als er das erste Mal seine neue Prothese angepasst bekommt, ist er sichtlich durcheinander und kann die Prothese nicht recht annehmen. Die erfahrene Physiotherapeutin
Bianca Danninger lächelt ihn herzlich an…und meint zu ihm:
»*Etwas Gutes hat es, Sie müssen nur noch einen schmutzigen Fuß
waschen, der andere ist immer glänzend sauber!*« Da musste auch
Herr Panzer lachen, und das Eis war gebrochen zwischen ihm und
der Physiotherapeutin und der neuen Prothese.

5.2 Kommunikationsübungen für die Humorpflege

Wie wichtig Humorpflege ist, wissen Sie nun – aber wie können Sie
dies im täglichen Pflegealltag bewerkstelligen? Indem Sie sich damit beschäftigen und üben. Machen Sie Humor zu einem Thema in
Ihrer Einrichtung. Tauschen Sie sich aus und richten Sie einen Hu-
morkommunikationsfundus ein. Alles, was Sie trainieren und
üben, wächst. So schaffen Sie eine gute Basis für Humor.

Fördern Sie die humorvolle Kommunikation durch:

— witzige Filme, Sketche, Theaterstücke, kleine Trailer bei YouTube,
— CD's mit lustigen Redewendungen, Wortspielen,
— Humorliteratur,
— Witze in allen Varianten,
— Geschichten, Anektoden,
— humorvolle Musik, auch deutsche Lieder mit guten Texten.

Wie können Sie die Humorpflege umsetzen?

1. Richten Sie **Trainingseinheiten** in Ihrer Pflegeeinrichtung ein.
   Sie können natürlich auch nur in Ihrem Team beginnen und es
   dann auf andere Stationen übertragen und so wachsen lassen.
   Es gibt auch Gruppen, die sich außerhalb der Einrichtung treffen und je nachdem können dann auch andere Interessierte da-
   zukommen; z. B. Angehörige, Patienten, Angestellte aus anderen Einrichtungen. Damit fördern Sie die eigenen Stärken und
   Ressourcen der gesamten Übungsgruppe.

2. Gestalten Sie **Aktionstage** oder **Wochen** zur Humorpflege passend zu Ihrer Einrichtung. Beziehen Sie das gesamte Umfeld zur Einrichtung mit ein.
3. Veranstalten Sie **Wettbewerbe** wie: Wer ist der beste Zungenbrecher-, Phantasiegeschichten- und Reimeerzähler?
4. Üben Sie **Witze erzählen**. Vielleicht kreieren Sie Ihre persönlichen Geschichten oder Witze, die zu Ihnen und Ihrer Arbeitssituation passen und üben Sie, diese anderen vorzutragen. Am Anfang können Sie ablesen, mit der Zeit werden Sie diese auch frei vortragen können. Ein guter Übungsplatz ist das Telefonieren. Da sieht keiner, wie Sie ablesen und auch nicht Ihre verdrehten Augen, wenn die Pointe noch nicht sitzt.

Im Nexö-Altenheim sind einige Schwestern große Lene-Vogt-Fans. Um den Geburtstag der Dichterin und Mundartkünstlerin gibt es dazu Lene-Vogt-Wochen, in denen Aktionen, Bilder, Filme und ihre lustigen Geschichten und Anekdoten in den Fokus gestellt werden. Die Sammlung wächst immer mehr an, weil es sich schon herumgesprochen hat. Es hat sich daraufhin auch eine Theatergruppe gebildet, die kleine Sketche der Künstlerin nachspielen und improvisieren. Das Ganze freut gleichermaßen die Patienten und das Personal des Hauses, weil es eine wunderbare humorvolle Abwechslung zum Pflegealltag ist und ein Mundartschmaus, der schon sehr speziell und witzig ist!

Fazit

Es gibt viele Möglichkeiten, Kommunikation zur Humorpflege zu trainieren. Entscheidend ist, dass Sie daran Spaß haben und im Team zusammen lachen können. Humorkommunikation in der Pflege kann systematisch erlernt werden. Das, womit Sie sich im Team beschäftigen, bekommt Größe, v. a. in der Gemeinschaft. Die Verschiedenartigkeit Ihrer Kollegen macht Humorpflege zu einem bunten Potpourri! Es fördert auch Ihre persönliche Kreativität, Ihren Humorstil und das Zusammengehörigkeitsgefühl im Team. Heben Sie den Schatz in Ihrem Team und lassen Sie das Humorpotenzial zur Kennmarke Ihrer Station werden.

Humor im Team

Nicht das Problem macht die Schwierigkeiten, sondern unsere Sichtweise. (Viktor Frankl)

Kennen Sie solch eine Situation?

Sie gehen zur Arbeit in Ihre Einrichtung am frühen Morgen und werden von allen freundlich begrüßt. Der Chefarzt begegnet Ihnen und fragt nach Ihrem Befinden und lächelt Sie an. Sie kommen ins Stationszimmer, wo es nach frischem Kaffee duftet und das Team Sie lachend begrüßt. Sie setzten sich und denken: »*Schön hier zu arbeiten!*«

Ist das schon die Wirklichkeit oder noch ein Traum?

Ein gut funktionierendes Team ist mehr als die« halbe Miete« (▶ Top im Job: »Einfach ein gutes Team«). Die Atmosphäre und der Teamgeist, der entsteht, hält das Team zusammen und ist eine Konstante, die Kraft und Freude schenkt. Außerdem ist ein freundlich faires Teamklima der beste »Nährboden«, um Möglichkeiten für Humor als festen Bestandteil des Unternehmensleitbilds und der Teamphilosophie einzubringen und auch zu leben. Deshalb möchte ich Sie motivieren: **Machen Sie Inventur** für eine humorvolle Betriebskultur. Dabei ist die folgende Übung hilfreich.

😊 Übung: Inventur

Machen Sie eine Bestandsaufnahme in Ihrem Arbeitsumfeld. Notieren Sie sich die Dinge, die Sie am meisten **nerven**:

- Allgemeines Arbeitsumfeld: Besprechungszimmer, Umkleide, Küche, Mahlzeiten, Rituale, Kaffeepausen, Dekoration, Sitzmöbel, Gemütlichkeit, Farben, Wohlfühlen, Eingangsbereich, Blumen, etc.

▼

- Zusammenarbeit mit den Kollegen: Allgemeine Kommunikation, Beratung, Gesprächskultur, Übergabe, Klima.
- Arbeitsabläufe: Bettenmachen, Hygiene, Essensausgabe, Verbandswagen, Visite, Aufnahme der Patienten, Entlassung, Nachtdienst, Wochenenddienst.

Nachdem Sie die Punkte aufgeschrieben haben, die Sie stören, notieren Sie die Störfaktoren und Ihre Verbesserungsideen und Vorschläge, auch welche humorvollen Instrumente hier vielleicht helfen können.

Wenn alle Teammitglieder diese Übungen mitmachen, können Sie die Störfaktoren sowie Verbesserungsvorschläge gemeinsam und konstruktiv im Team besprechen. Es ist hilfreich für die Leitung dieser Teamrunde, einen neutralen Moderator oder einen Humorberater einzuladen.

Es lohnt sich für Sie und das Team, sich Gedanken zu machen und neue Ideen einzubringen. Alle profitieren davon, wenn die Mitarbeiter, Patienten, Bewohner, Angehörige sich wohler fühlen und Platz für Humor vorhanden ist.

6.1 **Humor als Führungsstil**

Iren Bischofberger beschreibt, dass die anfängliche Herausforderung von Gesundheits- und Pflegeeinrichtungen darin besteht, diese personell und administrativ mit weniger Personal zu führen. Weil für sie Humor ein Alltagselement ist, fordert sie das Personal mit scherzenden Kommentaren heraus, anstatt »todernst« auf Missstände hinzuweisen.

Ergebnisorientiert handeln, bedeutet, den Wunsch nach Veränderung wahrhaftig zu leben. Mit der Gewissheit, dass das Leben Veränderung und Wandlung ist, kommt auch hier das Gute. Kraft und Glauben verstärken den Wunsch nach Veränderung im positiven Leitbild der Pflegeeinrichtung. Gemeinsames Engagement verstärkt sich und bewirkt: »*So wie man es in den Wald hinein ruft, so schallt es zurück!*.«

Wie steht es bei Ihrer Führungskraft mit humorvoller Interaktion?

Frau Bischofberger [2] sagt, dass ungefähr nach 8 Monaten sich etwas zu festigen beginnt, wenn man gestärkte und selbstbewusste Mitarbeiter gewinnt, die sich erlauben, Ihre eigenen Stärken zu kennen und auszubauen. Das dadurch geförderte Selbstvertrauen befähigt das Pflegepersonal, den rasanten Wandel in der Gesellschaft und im Gesundheitswesen besser und humorvoller zu bewältigen.

»Die Mitarbeiter erkennen, dass ich als Führung nicht nur mal 100 Tage witzig erscheinen wollte, sondern eine Initiative für eine Humorkultur gelegt habe«. Das Klima war lockerer und mehr Kreativität spürbar und hörbar. Natürlich ist Humor nicht das einzige Führungsinstrument, das Erfolg im Betrieb unterstützt. Ich glaube jedoch, dass Humor ein wichtiger Eckpfeiler eines macht- und wirkungsvollen Führungsstils ist, um die Motivation zu steigern und den Arbeitsplatz gleichzeitig lebenswerter zu machen. [2]

Humorvoll führen

Auch dafür gibt es kein Patentrezept. Jede Führungsperson hat ihre eigene Persönlichkeit, die mal mehr, mal weniger Humor zulässt. Am besten ist das Vorleben von Humor im Arbeitsalltag sowie Geduld und Respekt zu zeigen. Provokativ-humorvolle Kommunikation kann bereits am ersten Arbeitstag einer neuen Führungsperson beginnen. Aus der Erfahrung heraus dauert es einige Zeit, bis die Humorkultur kontinuierlich gepflegt und der Humorstil der einzelnen Mitarbeitenden respektiert wird und ein gemeinsames »Klima der Heiterkeit« entsteht. Erreicht eine Einrichtung dieses Niveau, kann Humor sinnstiftend und sinnlich sein. Es sind kaum Risiken zu befürchten, höchstens das Betreten des berühmten Fettnapfs: Aber das gehört auch dazu.

✅ **Praxistipp**

Humor sollte immer authentisch bleiben. Ebenso gibt es im Führungsbereich keine »Höhenbeschränkung«, d. h. dass scherzhafte Kommunikation zwischen allen Hierarchiestufen durchlässig sein muss.

6.2 Betriebskultur und Humor

Humor ist für die Pflegeeinrichtung und für die Weiterbildung ein großes Thema, bei dem es natürlich nicht nur um mehr Lachen geht, sondern um eine allgemeine Betriebskultur im weitläufigen Sinne, wo alle mit einbezogen sind: Vom Pförtner über das Küchenpersonal, über die Pflegekräfte und Ärzte bis zum Direktor. Nach dem Prinzip: **»Wir alle sind die Klinik!«**

Es geht um die kommunikative sowie soziale Ebene. Deshalb ist es auch von Vorteil, dass die Führungsebene weiß, was es bedeutet, humorvoll in der Pflegeeinrichtung zu agieren. Die Frage stellt sich, wie viel Zeit und Kraft und finanzielle Möglichkeiten zur Verfügung stehen, damit es zu einem langfristigen guten Ergebnis kommen kann.

1999 startete in der Schweizer Rehaklinik Zurzach Baden ein innovatives Projekt. Es begann mit dem Clown Pello der jährlich einmal zu einem Auftritt eingeladen wurde und somit der »Hofnarr« war. Was hatte da ein Clown in der Klinik zu suchen? Der Klinikdirektor jedenfalls hat sich gedacht, dass es da weniger zu suchen als zu finden gibt, nämlich den Humor. Was anfänglich einmal im Jahr für das Personal stattfand, um für kurze Zeit dem Arbeitsalltag zu entfliehen, war ein Prozess, der seinesgleichen sucht. Der Klinikdirektor setzte das berühmte Samenkorn mit dem Ergebnis, dass Pello regelmäßig auftrat, und es begann eine Reise zu neuen Ufern. Pello verbrachte zunächst Probetage in der Klinik, schnupperte und horchte…und dabei entstanden erste Ideen für Aktivitäten. Obwohl anfänglich vieles nicht so einfach war (Ehrfurcht, Eile, Elend) wollte er diese »harte Nuss knacken«!

Nur ein Clown macht noch keine humorvolle Betriebskultur!

Es ist eine Entscheidung und ein »Ja« zu einer neuen Betriebskultur! Ein Experimentierfeld, das Reflektion und Kommunikation braucht. Es beginnt dann auch eine Kommunikation von innen nach außen: Zuhören und Beobachten. Es wird eine Projektgruppe, eine »**Humorgruppe**«, gebildet, wo 1- bis 2-mal in der Woche Auswertungen stattfinden, um den Verlauf zu bewerten und das Ziel im Auge zu behalten. So lassen sich auch die kleinen Veränderungen wahrnehmen. Des weiteren ist es produktiv, das Anliegen der Pflegeeinrichtung in Form und Schrift und Aktion nach außen zu bringen. Eine gute Möglichkeit sind z. B. eine Pinnwand, ein schwarzes Brett oder aber auch ein Poster mit der Botschaft! Langfristig erhält die Pflegeeinrichtung ein neues Kleid, und damit es auch gut passt, kann es nötig sein, Altes zu entsorgen und abzuspecken, damit das Ganze rundherum eine neue und gute Form erhält!

Von der Theorie in die Praxis

Sie haben sich entschieden, mehr Humor in die Arbeit und Pflegeeinrichtung zu bringen. Nun geht es vom Theoretischen über den bewussten Plan in die Aktion. Es ist ein Lehr- und Lernprozess. Seien Sie sich darüber bewusst, was es heißt, langfristig positiv zu agieren. Es dauert eine Weile! Schließlich findet eine Kultivierung statt, welche durch mehrere Bewusstseinsebenen der verschiedenen Menschen und Kollegen geht. Es werden auch nicht alle mit allem einverstanden sein. Die humorvolle Kultivierung des Hauses, der Station oder des Unternehmens muss langsam wachsen.

Sie beginnen und vermitteln:

- Wissen,
- Möglichkeiten,
- Strategien,
- Sinn für Humor.

Den Humor leben, hegen und pflegen muss jeder Mensch für sich selbst. Das bedeutet, dass jede einzelne Pflegekraft mit dafür verantwortlich ist, ob die Saat aufgeht. Es ist wie bei einem Blumenbeet. Sie pflanzen und säen die Samenkörner. Nun muss das Beet gepflegt, gedüngt und gegossen werden – sonst geht die Saat nicht auf.

Damit Ihre Saat aufgeht, ist es wichtig, sich einen konkreten Plan zu erstellen (▶ Top im Job: Anpacken).

Humoraktionspflegeplan

- Bilden Sie eine Projektgruppe »Humorleben«. Nehmen Sie alle mit ins Boot, die mit Ihnen zusammenarbeiten und Interesse dafür haben.
- Wer ist für was verantwortlich? Verteilen Sie Aufgaben und lassen Sie Platz für Ideen und neue Möglichkeiten.
- Schaffen Sie Freiräume zum Austausch und Feedback-geben. Das ist wichtig, um mögliche Hindernisse von Anfang an auszuräumen.
- Erstellen Sie Maßnahmepläne, die Veränderungen beschreiben, begleiten und dokumentieren.
- Bestimmen Sie zusammen Ihr gemeinsames Ziel, wo Sie alle hin wollen und was sich verändern soll.
- Was Sie neu tun, was Sie in Zukunft unterlassen.
- Vielleicht fertigen Sie eine Collage mit Bildern an.
- Bauen Sie Entwicklungsstufen ein.
- Gestatten Sie sich Zeit.
- Präsentieren Sie Ihre Aktivitäten nach außen.
- Motivieren Sie sich gegenseitig.
- Je mehr sich jeder Einzelne darauf einlässt, umso mehr gelingt es.
- Feiern Sie Ihre Erfolge.

Von der Idee zur Realität

Erst ist es die Idee und dauert etwas, bis sie zur Realität geworden ist. Holen Sie sich Unterstützung oder beraten Sie sich mit Einrichtungen, die schon mit der Humorpflege begonnen haben. Informieren Sie sich z. B. auch im Internet.

= Beginnen Sie mit einfachen Interventionen.
= Starten Sie mit einschätzbarem Risiko.
= Lassen Sie sich nicht entmutigen, wenn nicht gleich alle Feuer und Flamme sind.
= Überfordern Sie sich selbst nicht.
= Genießen Sie, was Sie tun.
= Finden Sie Freude am Detail.

6.3 Gelungen! Kulturhumorprojekt in Münster

Eine Universitätsklinik ist nicht gerade humorverdächtig. Es gibt dennoch Ausnahmen. Dies zeigt eine bemerkenswerte Initiative an den Unikliniken in Münster. 1992 wurde hier ein Projekt »**Kultur im Krankenhaus**« auf den Weg gebracht.

» *Wir müssen uns um die kranken Seiten des Patienten kümmern, selbstverständlich, aber wir dürfen nicht zulassen, dass gesunde Anteile krank werden*«, begründete der leitende Verwaltungsdirektor der Einrichtung das Vorhaben. Er beauftragte den Kulturreferenten Christian Heeck mit dem Projekt, der von Anfang bis zuletzt ein beachtliches Programm daraus machte:

= Theaterdarbietungen,
= Konzerte,
= Ausstellungen,
= mobile Programme,
= Gesprächskreise,
= feste Angebote mit regelmäßigen Klinikclownsvisiten.

»Mit dieser sinnvollen Integration von künstlerischen Angeboten in die medizinische Versorgung ist die Chance gegeben, einen anderen Blick auf Krankheit und Behandlung zu finden und zu erleben. Es ist geradezu so, dass Kultur im Krankenhaus nur in dem Maße überhaupt wirksam ist, als sie sich um die Kultur des Krankenhauses bemüht. Dabei kann Kultur im Krankenhaus unterschiedlich gestaltet werden z. B. im Bild eines Künstlers, in den Klängen eines Musikstückes oder einer Theaterdarbietung.

Humor ist eine wunderbare Bewältigungsstrategie. Dennoch bietet das Kulturprojekt auch Platz für Stilles und Nachdenkliches, denn das Ziel heißt Wohlfühlen. Hier findet der Patient eine Möglichkeit, um mit seinen eigenen seelischen Nöten eine Spiegelung zu finden und um Erleichterung, Hoffnung und Glauben zu entdecken.

Der Humor findet hier eine Haltung zum Leben und zum Sterben. Diese Haltung, die Art und Weise, das Leben zu nehmen, ist eher von Gelassenheit gekennzeichnet als von Verzweiflung, eher von der Akzeptanz der eigenen Begrenztheit als dem Hadern um verfehlte Möglichkeiten.

Humorkultur im Krankenhaus

Nach über 15 Jahren »Kultur im Pulse« am Universitätsklinikum Münster zieht man folgende Bilanz:

- 8.000 Veranstaltungen, 1.500 Veranstaltungen für Kinder,
- 186.000 Besucher erreichte das Kulturprogramm,
- 130-mal wurde Kultur auf Bestellung zu besonderen Anlässen nachgefragt,
- 2000-mal waren Klinikclowns im Einsatz.

Dieses Projekt ist zum Mut machen. Das Projekt **»Kultur im Pulse«** wurde in mehr als 100 Kliniken vorgestellt, um Kunst und Kultur in das Krankenhaus zu holen (◘ Abb. 6.1).

Was Kunst und Kultur in der Einrichtung bewirken

Das Projekt »Kultur im Pulse« ist nicht mehr weg zu denken. Es hat bereits eine breite Öffentlichkeit erreicht und wurde mit mehreren Preisen ausgezeichnet. So erhielt es den 1. Preis für »Gesundheitsförderung und Prävention« sowie den »Oskar-Kuhn-Preis« für hervorragende Leistungen auf dem Gebiet der Gesundheitskommunikation der »Bleib Gesund Stiftung«.

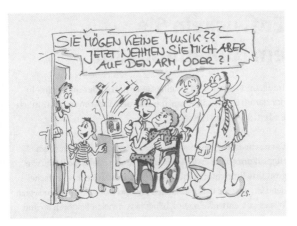

◻ **Abb. 6.1 Humorkultur**

Christian Heeck, Kulturreferent des Universitätsklinikum Münster, schätzt dieses Projekt sehr. Er meinte: »Die demographische Entwicklung wird uns zwingen, neu und anders über Aufgaben und Möglichkeiten des Krankenhauses nachzudenken. Wir stehen vor anderen Krankheitsbildern in einer veränderten Gesellschaft. Mit der prognostizierten erhöhten Lebenserwartung wird es unsinnig, eine Grenze zwischen Gesundheit und Krankheit, zwischen Partizipationsformen und Isolation aufrecht zu erhalten. Das Leben kann lang werden, und wir werden mit Krankheiten leben müssen. Hier liegen die Ansätze für ein verändertes Selbstverständnis, neu zu gewinnende Ziele für das Krankenhaus. Der Weg der Veränderung, so er qualitative Impulse für Patienten und Mitarbeiter setzen soll – die Kultur des Krankenhauses – ist nur durch das Erleben zu schaffen. Strategien des Humors, Wege des Lachens gegen die Entmutigung und Einschüchterung durch eine scheinbar grenzenlose Macht des Faktischen gehören dazu.« (Kultur Impulse Münster, Christian Heeck, Uni Münster)

Entwickeln Sie ein Humorkonzept

Tragik und Humor sind ja keine Gegensätze oder sind vielmehr nur darum Gegensätze, weil die eine den anderen so unerbittlich fordert. (Hermann Hesse)

Es ist sehr zu begrüßen, wenn Sie sich entschieden haben, ein **Humorkonzept** zu erstellen. Es spielt nicht so sehr die Rolle, wie groß Ihre Einrichtung, Praxis oder Team aufgestellt ist, entscheidend ist, dass Sie damit anfangen und das Samenkorn dafür setzen. Wie es sich entwickeln wird, hängt ja von vielen Faktoren ab und natürlich vom Glück an der Sache.

Manchmal beginnt etwas ganz klein und wird dann ein großes Highlight. Wer weiß das schon vorher. Entscheidend ist, was Sie aus diesem Projekt alles machen, inwieweit Sie andere begeistern und anstecken, wie sehr Sie es pflegen und gießen, damit es wachsen kann.

Zu Beginn ist es wichtig, dass Sie sich ein **Ziel** zum Humorkonzept erschaffen und dabei klären:

- Wie soll das Ziel konkret aussehen?
- Was wollen Sie alles anbieten?
- Welche Größe und Umfang soll es bekommen?
- Unter welchem Motto wollen Sie starten?

Individualität ist das, was Ihrem Projekt die Krone aufsetzt. Wer steht hinter dem Konzept und kann damit andere ansprechen?

Es spricht für Sie, wenn Sie es schaffen, die Philosophie des Hauses mit einzubeziehen und ebenso die Kompetenzen der Mitarbeiter. Es hat viele Vorteile, wenn so das Thema Humor zum Tragen kommt. Ganz egal ob bei Musik, Kunst, Theater, Lesung, Sport, es gibt so viele Bereiche, und es entwickeln sich vielleicht ganz neue Gemeinsamkeiten, die man zuvor noch nicht mal kannte.

Ein Konzept welches den Namen Humor als Überschrift bekommt, passt auf jeden Fall in jede Einrichtung. Sogar in die, wo Sie es vielleicht nie vermutet hätten.

Der Zahnarzt Dr. Weh hat den Humor schon immer als Begleiter gehabt. Als er sich nun selbstständig gemacht hat, richtete er dementsprechend seine Praxis ein. Witzige Bilder an den Wänden und sogar an der Decke, die der Patient sieht, wenn er liegt. Dazu noch wunderbare fröhlich leise Musik. Es dauerte nicht lange, bis der Zahnarzt den Ruf des fröhlichsten zahnziehenden Doktors erhielt! Seine Praxis erfreut sich jeden Tag mit Patienten, die es ihm danken, dass es ein bisschen anders läuft als üblich – und als Dank unterstützen sie ihn mit lustigen Postkarten und Bilder!

Beginnen Sie alles schriftlich aufzulisten, was ist und was werden soll. Holen Sie sich von Vereinen oder anderen Institutionen Hilfe und Unterstützung, beginnen Sie, evtl. eine Patenschaft zu gründen, entweder mit einer erfolgreichen Institution oder Firma, die zur Einrichtung gut passt. Oder Sie organisieren ein **Humorjahr** oder **Jubiläum mit Humor.** Manchmal kann das schon ein Anfang sein, wenn sowieso etwas geplant ist, den Humorjoker mit einzuziehen, um ihn von der Idee in die Aktion zu bringen.

7.1 **Vorteile eines Humorkonzeptes**

Alles was positiv, neu und frisch ist, bringt Veränderung und gleichzeitig Wachstum mit sich. Viele Mitarbeiter stecken oft zu sehr in ihrer Routine fest, sind genervt und gestresst. Sie haben oftmals eine Doppelbelastung mit Beruf und Familie zu bewältigen und können so durch ein Humorkonzept positiv überrascht werden. Dieser Überraschungseffekt ist von Vorteil, weil so der Humor bestens funktioniert und somit Arbeit in eigener Sache leistet.

Die Vorteile sind vielfältig:
- Raus aus der Routine,
- Abwechslung,

▬ Heiterkeit erleben,
▬ Stress loslassen,
▬ Ärger und Sorgen vergessen,
▬ Neues kennenlernen,
▬ Sich besser wahrnehmen,
▬ Kollegen besser kennen lernen.

Wenn was Neues entsteht, so sind immer Gefühle dabei, die dafür sorgen können, dass sich neue spontane Impulse entwickeln. Das ist der erste Schritt, wo gelebte Veränderung aktiv wird. Viele Mitarbeiter haben Fähigkeiten, die einander oftmals nicht bekannt sind. Genau hier ist Platz und die Möglichkeit, es zu erfahren und es erlebbar zu machen.

Es gibt im Foyer des Klinikums eine humorvolle Livemusikanlage. Alle sind überrascht und bleiben stehen, bewegen sich im Takt dazu, swingen mit, bis eine ältere Krankenschwester spontan zu tanzen beginnt. Alle sind ganz überrascht, denn das hätte keiner gedacht, dass sie sich so taktvoll bewegen kann. Der Oberarzt, der hinter der Säule angelehnt stand, bemerkt es und kommt auf sie zu, und die beiden tanzen spontan einen Quickstep, der seinesgleichen sucht. Die dabeistehenden Kollegen staunen und lachen den beiden freudig zu und das an einem ganz normalen Mittwoch, der in der Einrichtung beim Humorkonzept immer wieder für überraschende Augenblicke sorgt.

Häufig wissen Sie gar nicht, welche wunderbaren Möglichkeiten im Humorkonzept stecken. Das können Sie erst sagen, wenn Ihre Initiative begonnen hat. **Musik** ist natürlich ein freudiges Humormittel, das viele verstehen, so wie Singen, Tanzen und ein Instrument spielen. Aber auch Kunst, Karikaturen, Schnellzeichner, Kinderbilder, Comics, Clowns, Zauberer, Jongleure oder Tänzer sind Humormittel, die viele Menschen ansprechen und berühren. Im Grunde geht es um Gefühle, Emotionen und Freude. Wie schön ist es, wenn man mit diesen kleinen, aber wirkungsvollen Aktionen den Menschen ein Lächeln aufs Gesicht zaubern und sie für einen Moment

in den Zauber entführen kann, wo Stress, Hektik, Krankheit und
Angst vergessen sind.

Fürs Team

Hier liegt aller Anfang. Das Team kommt auf die Idee und hat
sicherlich auch Bedarf an mehr Humor. Die Vorteile liegen auf der
Hand: Durch Humor im Team werden langfristig neue Werte und
Möglichkeiten erschaffen. Gerade in jetziger Zeit, wo oftmals wenig
Personal vorhanden ist und alles immer noch schneller getan und
gemacht werden soll, ist es wichtig, diese neuen Konzepte für Entspannung und Entschleunigung zu haben und auch zu leben. So erschaffen Sie einen Mehrwert auf verschiedenen Ebenen, und die
Tage können vom gewöhnlichen Pflegealltag abweichen und ein
neues Pflegebewusstsein erschaffen.

Vorteile für Ihr Team:

- Ihr Team wächst besser zusammen, und es entsteht eine Ver-
  bundenheit.
- Raus aus der Alltagsroutine.
- Neue Konzepte erschaffen Kreativität.
- Gemeinsame Aktivitäten machen Spaß und bringen gute
  Laune.
- Neues kennen zu lernen erweitert den Horizont.
- Arbeit bekommt ein neues Verständnis.
- Alles kann dadurch versöhnlicher werden.
- Der Alltag wird aufgewertet.

Für die Einrichtung

Es gibt Einrichtungen, Kliniken und andere Häuser, die einen sehr
guten Ruf haben und immer wieder positiv bewertet werden. Was
genau macht eine normale Einrichtung zu einer besonderen außergewöhnlichen Einrichtung?

In erster Linie zählt natürlich, wie das Haus medizinisch aufgestellt ist – aber was ist, wenn alles andere nicht stimmt? Somit kann man nicht von einer guten ganzheitlichen Institution sprechen, denn dabei zählt alles! Was hat ein Patient davon, wenn er gut operiert ist, aber das Klima und die Versorgung schlecht? Dann resultiert aus der Frage »*Na, wie war es in der Klinik?*«, die Antwort: »*Ja, die OP war sehr gut, aber der Aufenthalt war furchtbar.*« Keiner würde diese Klinik positiv weiterempfehlen (▸ Top im Job: »Arbeitgeber Patient«).

Was kann durch das Humorkonzept Positives entstehen? Wichtig ist, dass Ihre Einrichtung Ihre eigene Philosophie nach außen sichtbar macht und dies mit Humor koppelt. Schließlich geht es nicht nur um **Bespaßung**, sondern um:

- ein hohes empathisches Wir-Gefühl,
- gut gelebte Kommunikation,
- gut geschultes Personal, dass ganzheitlich ausgerichtet ist,
- ein passendes Konzept für die Einrichtung,
- finanzielle Unterstützung,
- Partner, Paten, Sponsoren für die Aktionen.

Das Schöne für Ihre Einrichtung ist, wenn Sie ein Humorkonzept integrieren, dass dadurch Ihre Einrichtung allgemein eine neue Ausrichtung erfährt. Das ist ähnlich wie beim Renovieren. Das funktioniert nur dann, wenn Sie ausräumen und Platz schaffen für das Neue.

Für die Patienten, Klienten, Kunden

Welchen Vorteil hat es, wenn in einer Einrichtung das Wohlfühlen, die Freude, Herzlichkeit, gute Kommunikation und Humor herrschen? Alle wollen zu Ihnen in die Klinik!

Natürlich gibt es einen Weg dorthin, und er ist auch nicht sofort zu erreichen, er beginnt mit dem ersten Schritt und der Entscheidung – und endet ganzheitlich allumfassend. Klein anfangen und gesund wachsen.

Welchen Vorteil haben die Patienten bei einem Humorkonzept?

- Stufe 1
  - Sie erleben eine positive Überraschung
  - Sie werden von ihrer Krankheit abgelenkt
  - Sie vergessen für einen Augenblick ihre Krankheit
  - Abbau von Angst
- Stufe 2
  - Sie fühlen sich nicht alleine gelassen
  - Sie können sich freuen und lachen
  - Die Einrichtung kann neu erlebt werden
  - Geteiltes Leid ist halbes Leid
- Stufe 3
  - Wohlfühlen
  - Klinik und Patienten als Gemeinsamkeit wahrnehmen
  - Verbundenheit zwischen allen
  - Vertrauen
- Stufe 4
  - Geborgenheit
  - Zuversicht
  - Freude
- Stufe 5
  - Dankbarkeit
  - Liebe

Es geht selbstverständlich nicht nur darum, eine humorvolle Unterhaltung zu organisieren, sondern darum, eine langfristige Humorkultur zu etablieren, die vom ganzen Personal über die Patienten bis hin zum öffentlichen Leben getragen wird. Fangen Sie an, Bedarf ist mehr denn je vorhanden.

7.2 **Bestandsaufnahme**

Überprüfen Sie genau, **was ist**. Eine Bestandsaufnahme schafft neue Möglichkeiten, alte Strukturen zu verändern und sich auch von manchem Alten und Überholten zu trennen, was kontraproduktiv war. Arbeiten Sie sich von innen nach außen vor:

1. Ihr Arbeitsfeld
   - Wie ist es momentan, was ist möglich?
   - Gibt es einen Raum, wo kreative Umsetzung erfolgen kann?
   - Wo kann der *Arbeitskreis* tagen? Geht das im Besprechungszimmer oder empfiehlt sich ein anderer Raum? Besprechungszeiten festlegen.
   - Wo kann die *Weiterbildung* stattfinden? Zeitfenster, z. B. 1-mal in der Woche.
   - Humorplan und Humorphilosophie erarbeiten.
   - Wer macht was?
   - Wer ist für was verantwortlich?
   - Welche Unterstützung ist möglich?
2. Ihre Einrichtung
   - Wer macht alles mit?
   - Was gibt es für Möglichkeiten?
   - Wo kann was wie oft stattfinden?
   - Transparenz nach draußen.
   - Welche Unterstützer kann man gewinnen?
3. Ihre Stadt bzw. Landkreis
   - Gibt es Vernetzungsmöglichkeiten?
   - Patenschaften?
   - Vorbilder?
   - Förderung und Fördermittel?

Es gibt immer Kliniken, die schon einiges gemacht haben. Sicherlich hat jede Einrichtung ihren eigenen persönlichen Anspruch. Dennoch scheuen Sie sich nicht, erfahrene andere Einrichtungen zu fragen und um Unterstützung zu bitten. Ich durfte die Erfahrung machen, dass mich mehrere Institutionen in anderen Städten gerne

und auch aktiv unterstützten, als ich die Leipziger Klinikclowns
etablierte.

7.3 Möglichkeiten erkennen, Ziele benennen

Wenn alle Krankenhäuser und Altenpflegeheime gleich wären, wie
langweilig und eintönig wäre das. So wie jeder Mensch besonders
ist, so ist es auch jede Einrichtung. Arbeiten Sie die besonderen
Möglichkeiten heraus und erschaffen Sie sich Etappenziele.

- Welche Geschichte hat das Haus oder die Einrichtung?
- Was hat hier schon Bedeutendes stattgefunden?
- Auf welche interessante Entwicklung kann man schauen?
- Welchen Nutzen bringt die Einrichtung für den Stadtteil und
  die Region?
- Welche Philosophie könnte man fördern und koppeln?
- Wer ist alles ein Freund der Einrichtung, den man wieder
  aktivieren kann?
- Gibt es einen Förderer?

Ziele entstehen nicht zufällig, sondern sind Entwicklungsprozesse,
die dorthin führen. Es ist hilfreich das Ziel immer wieder neu
und passend auszurichten und entsprechend zu verändern, wenn
dies nötig wird. Einmal im Jahr sollte man Bilanz ziehen und re-
flektieren.

Benennen Sie **Ihre Ziele**, aber bedenken Sie, es geht um **Ihr Team**
und um die **Einrichtung**. Vielleicht wächst das eine schneller als das
andere. Lassen Sie sich deshalb nicht irritieren und bleiben Sie dennoch dran. Könnte es sein, dass mancher skeptische Mensch aus
der Geschäftsführung nicht gleich das Ziel sieht, sondern erst mal
nur Zahlen. Wenn aber klar wird, dass eine **neue Humorkultur** auch
positive Kernkompetenzen stärkt, so zählt das dann zu Präventiv-
maßnahmen und zur Gesundheitsförderung und ist somit sehr
produktiv und bestens finanzierbar. Alle ganzheitlichen gesunden
Konzepte, die den Mitarbeitern für Körper, Geist und Seele etwas

bringen, zahlen sich in der Freude und Ausgeglichenheit in der Einrichtung aus.

Erarbeiten Sie Ihren Zielplan (▶ Top im Job: »Anpacken«):

- Wo wollen Sie hin? In einem Jahr, in 5 Jahren?
- Mit welcher Humoraktion wollen Sie starten?
- Welche Schwerpunkte zum Humorkonzept wollen Sie herausheben? Clowns, Weiterbildung, Humor und Musik, Humor und Kunst.
- Auf welche Art und Weise wollen Sie Ihre Humoraktionen kommunizieren?
- Zeitplan: Vorbereitung, Anfang und erste Aktion bis ½ Jahr.

7.4 Das ist zu tun – die Umsetzung

Wie sagt schon Goethe: »*Es gibt nichts Gutes außer man tut es.*« Von der Idee ins Tun kommen:

- Es sollte bei allem, was Sie tun, eine offene und ehrliche *Kommunikation* herrschen und alles protokolliert sein – auch die Ideen, die vielleicht am Anfang noch nicht umsetzbar sind. So ist alles gut nachvollziehbar und nachlesbar für (Noch)außenstehende und Interessierte. Dies ist auch gut dafür, um zu beurteilen, wie viel Zeit man zum Planen und Organisieren braucht. Das sind später Ihre Erfahrungswerte.
- Gestalten Sie feste Zeiten für die Beratung zum Humorkonzept und deren Umsetzung. Je nach Einrichtung ist es auch möglich, das Ganze ein kleines Stück mit in den Pflegeablauf zu integrieren, aber sicherlich nicht überall! Wenn vielleicht dem Haus oder der Pflegeeinrichtung ein Jubiläum oder ähnliches ins Haus steht, kann man dieses Highlight dafür nutzen, das Humorkonzept zu starten und damit bestens bekannt zu machen.
- Stellen Sie ein Team auf, die das Humorkonzept plant und organisiert und sich dafür auch verantwortlich fühlt. Auch die Lorbeeren sind diesem Team dann zuzuschreiben.

- Wenn die Führungsetage auf ihrer Seite steht, hat das Ganze natürlich eine sehr große Kraft. Seien Sie sich darüber im Klaren, dass nie alle dieses Konzept gut finden und mitmachen. Dennoch sollten sie unterrichtet sein und der Idee dafür wenigstens eine Chance geben. Fragen und sprechen Sie mit den Mitarbeitern und sammeln Sie deren Ideen, Vorschläge, Anregungen und fassen es schriftlich zusammen. So kann auch etwas entstehen, was Sie vielleicht zuvor nicht gedacht hätten.

- Nehmen Sie Kontakt zu Einrichtungen oder Vereinigungen auf, die in dieser Richtung schon etwas getan haben. Treten Sie einem Verein (z. B. »Humorcare Deutschland e. V.«) oder einer Institution bei, die das Thema »Humor« lebt, pflegt und sich austauscht. Dank Internet finden Sie gute Möglichkeiten und Anregungen, schauen Sie sich aber auch in Ihrer Stadt und Gemeinde um.

- Planen Sie zum Start vielleicht auch eine Weiterbildungsmaßnahme, wo das Thema Humor mit integriert ist. Dadurch bekommt das Ganze »*Präventionscharakter*« und wird ganzheitlich wahrgenommen gerade von den Menschen in der Einrichtung, die glauben, dass es hier nichts zu lachen gibt!

Stolpersteine vermeiden

Seien Sie sich klar, dass es *Stolpersteine* geben wird. Die Frage ist nur, wie gut und humorvoll Sie damit umgehen. Eine wunderbare Chance, humorvoll zu intervenieren.

Sie als leitende Stationsschwester waren auf einer Weiterbildung, um mehr Humor in die Einrichtung zu bringen. Sie sind ganz begeistert, finden Gleichgesinnte und erstellen einen Plan. Alles entwickelt sich gut, dann aber kommen unvorhersehbare Geschehnisse wie Krankheit, Personalabbau, Zeit- und Geldmangel dazwischen, so dass Ihnen die Kapazitäten fehlen, das Geplante passend umzusetzen. Was nun?

Seien Sie nicht so sehr enttäuscht und geben nicht gleich auf! Bauen Sie sich um die Stolpersteine Auffangmöglichkeiten auf. Deshalb ist es sinnvoll, wenn Sie klein anfangen und z. B. Ihren **Helferkreis** gesund und kraftvoll aufbauen. Mir persönlich haben bei Aktionen, wo wir personelle Unterstützung brauchten, immer Aushänge an einer Pinnwand oder mit einem kleinen Aufruf in der lokalen Presse geholfen. Beides war kostenfrei, denn die Idee hat immer wieder einigen Menschen gefallen, und so bekamen wir gute Unterstützung von beiden Seiten. Geholfen haben auch oft Eltern, die ein schwerkrankes Kind hatten, oder Rentner, die eine Aufgabe suchten. Man ist oft erstaunt, wie viele Menschen sich gerne engagieren wollen, wenn sie wüssten, dass sie gebraucht werden. Deshalb ist es gut, wenn Sie das, was Sie tun wollen, auch in die Öffentlichkeit bringen.

Laut *Iren Bischofberger* gibt es zu geplanten Humorinterventionen ein paar Faustregeln, um nicht gleich zu stolpern:

- Beginnen Sie mit einfachen humorvollen Aktionen.
- Mit einschätzbarem Risiko beginnen.
- Schätzen Sie die Erwartungen realistisch ein. Humor muss erst kultiviert werden.
- Überfordern Sie sich selbst nicht, d. h. Sie müssen nicht die Humornudel sein, um Humoraktionen umzusetzen.
- Finden Sie Freude am Detail, es sind gerade diese kleinen Dinge, die erfreuen.
- Um Meister zu werden, müssen Sie klein anfangen und üben, damit daraus eine Meisterschaft wird.

Es ist wichtig, egal wie groß, intensiv und langfristig Sie Ihr Humorkonzept ausbauen, der Weg ist bekanntlich schon das Ziel. Sehen Sie nicht alles so tierisch ernst, sondern geben dem Weg und dem Anfang sowie der Aktion genügend Aufmerksamkeit, Spaß und Liebe; denn Ihre Einrichtung und Ihr Team vergisst schnell, was alles im Konzept stand. Was Sie aber nie vergessen werden, das ist, wie Sie bei allem miteinander umgegangen sind und wie viel Spaß und Freude es gemacht hat.

7.5 Ein »Wir« entsteht

Wissen Sie eigentlich, in welchem kreativen und interessanten
Team Sie arbeiten? Meist kennt man seine Kollegen doch nur durch
das routinierte Arbeiten in der Einrichtung, aber wie sollte man
wissen und erfahren, wo die **»Magic points of humor«** von jedem
einzelnen Mitarbeiter liegen.

In manchen Einrichtungen legt man Wert auf ein »Wir«, indem
es betriebliche Veranstaltungen oder Betriebsausflüge gibt. Es ist
erwiesen, dass in einem Team, wo man sich auch privat kennt oder
zusammen etwas erlebt wurde, das Arbeitsverhältnis und Betriebsklima wächst und das Zusammengehörigkeitsgefühl um ein Vielfaches erhöht ist. Gerade große Betriebe nutzen dieses »Wir«, um
erfolgreich in der Zukunft Bestand zu haben (▶ Top im Job: »Einfach
ein gutes Team«).

Was tun wir in den Pflegeeinrichtungen?

Eher noch nicht so viel durch die äußeren Umstände wie Überstun-
den, Schichtdienste und so weiter. Es ist eher nach hinten abge-
rutscht oder sogar gestrichen, etwas gemeinsam zu erleben. Durch
ein Humorkonzept ist es möglich, dem »Wir« sich mehr anzunä-
hern und eine große Chance und Möglichkeit, dieses betrieblich zu
nutzen, sei es durch die Weiterbildungen oder verschiedene Veranstaltungen (Humor mit Musik, Kunst oder Theater). Ganz individuell – so, wie Ihre Einrichtung aufgestellt ist.

Es ist also nicht nur betrieblich von Vorteil, sondern schenkt jedem einzelnen Mitarbeiter einen Mehrwert, wenn Menschlichkeit,
Gefühl und Freude in der Einrichtung gelebt wird. Mit dem Humorkonzept und dem Interesse an der Sache, können neue Sichtweisen
oder Facetten entdeckt werden. Sie lernen Ihre Kollegen und Mitarbeiter auf eine ganz neue Art und Weise kennen und fördern so
Kernkompetenzen, die gerade in hektischen Zeiten große Präven-
tionsmöglichkeiten enthalten.

Es gibt Einrichtungen, die ein Humorkonzept über die Musik gebildet haben. So spielt dann der Oberarzt mit anderen Mitarbeitern in einer eigenen internen Band in der Einrichtung auf. Alle freuen sich schon, wenn die Band wieder zusammen kommt. Sie entwickelt sich auch weiter, denn es gibt immer wieder neue Begeisterte, die dazustoßen. Optimal fürs Team, Patienten und Angehörige.

Fangen Sie einfach an, aus Ihren vielen Mitarbeitern ein »Wir« entstehen zu lassen und sorgen Sie somit für ein besseres ganzheitlicheres Betriebsklima. Freuen Sie sich, Neues kennenzulernen, zu entdecken, entwickeln und zu optimieren. Geben Sie dem Humor als Kernkompetenz mehr Platz in Ihrem (Berufs)alltag.

7.6 Evaluation: Was bringt's?

Es ist wichtig, sich über die Analyse und Bewertung der gemachten Konzepte und Prozesse ein Bild zu machen. Nur eine lernende Einrichtung, die Stärken und Schwächen kennt, kann sich positiv und innovativ weiter entwickeln. Evaluation ist daher eine zeitgemäße Notwendigkeit, verbunden mit der Stärkung der Verantwortlichkeiten. Fragen zur Evaluation sind:

- Wie waren die Reaktionen auf die Humorinterventionen?
- Wurde der Humor in verschiedenen Situationen auch angewendet?
- Konnte dabei Spannung abgebaut werden?
- Wurde die Beziehung zwischen Personal und Patienten gestärkt?
- Konnte die humorvolle Ablenkung Erleichterung schaffen?
- Worüber und mit wem wurde gescherzt?
- Konnten Personen zum Lachen angeregt werden?
- Ist Humor in der Einrichtung erkennbar?
- Wird der Humor überhaupt wahrgenommen?
- Sind Einträge im Humortagebuch vorgenommen worden?

Fazit

Um ein ganzheitliches Humorkonzept mit all seinen Vorteilen für jeden einzelnen Mitarbeiter, für die Institution und die Patienten in der Einrichtung langfristig zu installieren und zu leben, ist es wichtig, sich ein Ziel zu setzen und sich dann auch mit der Evaluation zu beschäftigen. Dadurch wird das Geschaffene immer wieder reflektiert und kann ggfs. auch an veränderte Rahmenbedingungen angepasst werden.

Humor und Interaktionen

Humor in der Pflege hängt entscheidend von der Zielsetzung ab. Es ist wichtig einzuschätzen, welche Humoraktionen in welcher individuellen Situation sinnvoll und passend gewählt sind. Außerdem sollte man wissen, an wen sich das Ganze richten soll, denn es soll passend und gut ausgewählt sein.

Frau Iren Bischofberger unterscheidet drei Interventionsebenen [2]:

- Ebene 1: indirekter Humor:
  - über materiellen Humor, sprich Bilder, Bücher, CD's, mit dem Ziel, humorvolle Anregungen zu geben, entsprechend den individuellen Bedürfnissen.
- Ebene 2: direkter Humor:
  - über direkte und bewusste verbale oder nonverbale Kommunikation,
  - mit dem Ziel, dass der Humor in der persönlichen Kommunikation erlebt und ausgedrückt wird.
- Ebene 3 : geplanter Humor:
  - mit dem Ziel, dass durch die geplante Intervention Humor an Bedeutung im Pflegealltag gewinnt und nicht nur dem Zufall überlassen bleibt.

Es gibt viele Humorinterventionsmöglichkeiten, es sollte jedoch keinem aufgedrängt werden, sondern individuell und passend zum Einsatz kommen. Am besten klein anfangen und aufmerksam sein, was besonders gut in der Einrichtung ankommt, notieren und die **Notizen** später **auswerten**:

- Wie kam die humorvolle Einlage an?
- Wie waren die Reaktionen?
- Hat sich die Stimmung verbessert?
- Sind Einträge ins Humortagebuch gemacht worden?
- Gibt es Humorresourcen?

Ziel ist es, ein Repertoire der Humorinteraktionen aufzubauen, und auf das man immer wieder zurückgreifen kann.

Passend zu Ihrer Einrichtung sollten Sie dann die **Interaktionen planen:**

- Klinik- bzw. Gericlowns
- Humorwagen
- Humorausstellungen
- Humortage
- Singkreis oder Konzerte
- Kabarett
- Improvisationstheater
- Humorcafe
- Humorkino

Schauen und beachten Sie mit etwas Abstand die Gesamtsituation und das, was schon vorhanden ist. Das Passende liegt oftmals ganz nah. Werden Sie aufmerksam und beraten Sie sich auch mit anderen Pflegeeinrichtungen oder Pflegeschulen. Es hat sich bewährt, gute Interaktionen auszutauschen, um den besten Märchenerzähler oder einen Karikaturisten oder einen Improvisationsmann einer Theaterclownsgruppe zu finden.

8.1 Humorhaltungen

Warum lacht der Mensch und worüber? Haben Sie sich das schon einmal gefragt? Dafür gibt es viele Gründe, und es wird darüber auch schon viele Jahre geforscht. Es gibt sogar eine Wissenschaft, die sich ausschließlich mit der Lehre des Lachens beschäftigt, die Gelotologie.

Sie forscht und analysiert, welche Auswirkungen das Lachen hat. Als Begründer der Lachwissenschaft gilt der Psychiater William F. Fry. Er begann damit in den 1960er Jahren an der Stanford Universität und in seinem eigenen Institut zu forschen. Er definierte spontanen Humor als Situationskomik, die aus dem aktuellen interpersonalen Prozess hervorgeht. Heute kann die Psychoneuroimmunologie detailliert zeigen, wie eng Denken, Emotionen und körperliche Abläufe miteinander verknüpft sind. Es ist von großem Vorteil, die Zusammenhänge besser zu verstehen, um gezielter mit Humor in der Pflege arbeiten zu können.

> ### 😊 Übung: Warum lache ich?
>
> Fragen Sie sich, wie Ihr Humor funktioniert und wann Sie lachen müssen? Schreiben Sie sich Stichpunkte auf.

Humor hat immer etwas Befreiendes, und entsprechend unserer Haltung kann er dann auch genutzt werden. Das setzt voraus, dass wir unseren Humor trainieren und pflegen (▶ Abschn. 3.2).

Humor als Überlegenheitstheorie

Es geht um die Schadenfreude. Wir lachen über das Ungeschick anderer. Aber im Grunde lachen wir über uns selbst, über unsere eigenen Unzulänglichkeiten, und für einen kurzen Moment fühlen wir uns überlegen. Prinzip: Dasselbe hätte auch uns passieren können, aber diesmal hat es jemand anderen erwischt.

Humor als Diskrepanztheorie

Diese Theorie zählt zu den Klassikern und wird in der Literatur mit unterschiedlichen Begriffen belegt: Überraschung, Ambivalenz, Konflikt, Diskrepanz. Es muss ein Schock vorliegen, etwas Unerwartetes sein, ein Konflikt zwischen bestehenden Vorstellungen oder Empfindungen beispielsweise. Auf diese Weise kommt etwas Absurdes zustande, das Gelächter auslöst.

Humor als Befreiungstheorie

Hier gibt es zwei Gruppen: Eine befasst sich mit dem Wesen des Humors und die andere hat die Funktion des Humors zum Gegenstand. Hierbei baut der Humor Ängste, Spannungen und Frustrationen ab. Die Entlastung kann eine Flucht vor Realität sein und sich auf emotionaler Ebene darstellen. Viele Studien nennen diesen Gedanken der Befreiung als eine der zahlreichen Funktionen des Humors.

Humor als instinktbezogene Theorie

Das Lachen kann im Grunde genommen auch als eine Art Instinkt gesehen werden, den die Natur zum Gegengewicht zu unserer Eigenart entwickelt hat. Lachen erzeugt Wohlgefühl, was aus biologischer Sicht Überlebenswert hat. Der Humor ermöglicht uns so, über kleinere Missgeschicke und Schicksalsschläge zu lachen.

8.2 Humortechniken

Welche Humortechnik ist Ihre persönliche? Sind Sie ein Meister und kennen Ihr Handwerkszeug des Humors? Sie können herausfinden, welche Ihre persönliche Lieblingstechnik ist. Wer sich und seinen Humorkern kennt, kann wunderbar darauf aufbauen, agieren und reagieren.

😊 Übung »Was lachst Du?«

Werden Sie sich selbst ganz darüber bewusst, wie Sie persönlich die Menschen zum Lachen bringen. Überlegen Sie, wann andere aufgrund Ihrer Interaktion gelacht haben. Ist es

- Ihr Erzählstil,
- Ihre witzigen, übertriebenen Beispiele,
- Ihr Wortwitz,
- Ihre Mimik,

▼

- Ihr Dialekt,
- Ihr Augenaufschlag und spezieller Blick,
- Ihr lustiger Gang,
- eine spezielle Bewegung,
- oder eine Angewohnheit?

Nehmen Sie sich einen Moment Zeit und stellen Sie sich vor, Sie sind der Aktive des Humors und der andere lacht. Warum lacht er? Gibt es eine Regel, die auf Sie zutrifft?

Damit der Humor gut ankommt, müssen **zwei Grundsätze** beachtet sein:

- Korrekt gemischt und zusammengestellt.
- Das Timing und die Atmosphäre müssen stimmen, so wird der Humor den passenden Leuten gekonnt und elegant dargebracht.

> Es muss zu einer **unerwarteten Wende** kommen, die eine Art groteske Überraschung in sich birgt.

Die Wendung des Geschehens bewirkt so eine neue Denkrichtung, an die man sonst so nie gedacht hätte bzw. im Sinn hatte. Zu den verschiedenen möglichen Abwandlungen gehören:

- Diskrepanz,
- Kontrastierung,
- Widersprüchlichkeit,
- scheinbare Missverständnisse,
- Fehldeutungen,
- Wortspiele,
- Doppeldeutigkeiten,
- Anspielungen,
- Über- und Untertreibungen,
- Phantasie,
- Nonsens.

Frau Müller steht unbeholfen auf dem Gang und weiß gar nicht recht »wo« und »wie«. Die Pflegekraft Gabi Wacker sieht es schon an der Körpersprache und kann so liebevoll humorvoll agieren. *»Hallo Frau Müller, Sie wollen wohl erst mal schauen, welches das schönste Zimmer hier ist.«.* Die Patientin freut sich, dass sie bemerkt wird und ist erleichtert. Gabi Wacker: *»Ich habe das schönste Zimmer schon gleich für Sie reserviert. Kommen Sie mit, ich zeige Ihnen, wo Sie sich die nächsten Tage ganz gut erholen können.«.*

8.3 Humor in der Pflege alter Menschen

Lachen mit Alten – geht das? Immer mehr Menschen werden zunehmend älter. Was macht da das Leben aus? Es sind die Gefühle, die Freude und die Heiterkeit. Gerade hier liegt dem Humor eine positive Haltung zu Grunde, schon deshalb, weil er das Leben lebenswert macht und über vieles hinweg helfen kann. Der Humor kommt zum Tragen, weil er das Salz des Lebens ist und ohne ihn alles recht fad schmecken würde.

Collins (1988) führte eine Studie in einem großen Pflegeheim in New York durch, dessen Atmosphäre kaum mit Humor in Einklang zu bringen war. Es stellte sich heraus, dass Neuankömmlinge auf Humor zurückgriffen, um ihre Aggressionen sowie Gefühle der Machtlosigkeit und des Statusverlustes zu bewältigen. Außerdem verwendeten die Bewohner Humor, um sich gegenseitig, das Personal und ihre Angehörigen aufzuziehen und sich über bestimmte Aspekte des Heimlebens lustig zu machen.

Humor ist gerade für die Gestaltung eines angstfreien und sinnvollen Lebens so wichtig und wird oftmals nicht ernst genug genommen. Die Kunst der Pflegenden besteht darin, den Sinn für Humor bei den alten Menschen zu wecken, fördern und rehabilitieren.

✔ **Praxistipp**

- Sprechen Sie so oft wie möglich mit den alten Menschen und fragen Sie, was das Schönste oder Wichtigste in ihrem Leben war.
- Fragen Sie, was sie erlebten.
- Hören Sie mit dem Ohr des Herzens und mit Humor zu.

Wie gestalten Sie eine passende und gerechte Humoralterspflege?

Es ist ein sensibles Spüren und Wirken, damit Humor im Alter wirkt und den Humorkern trifft. Eine gute Beobachtung und Wahrnehmung ist von großer Wichtigkeit. Manchmal liegen zwei Generationen zwischen dem zu Pflegenden und der Pflegekraft. Deshalb ist es wichtig, dass die Pflegekraft in erster Linie über sich selbst lachen kann und genug Selbstwahrnehmung hat, um Belastungen und Beschwerden nicht todernst zu nehmen und darum weiß, welche Kraft der eigene Humor dabei hat und ihr dabei nützt. Liebevolles Scherzen und Necken an richtiger Stelle lockert die Stimmung auf und fördert die Verbundenheit, gerade wenn es um die Themen geht, was alles im Alter nicht mehr so gut funktioniert.

Frau Siegert sitzt seit Stunden geduldig und etwas gelangweilt in ihrem Rollstuhl und wartet auf das Mittagessen, als die Pflegekraft Sabine Schütz etwas abgearbeitet vorbei kommt. Sabine Schütz lächelt die Bewohnerin an und sagt: »*Heute freue ich mich, wenn ich mal Rentnerin bin und mich dann ganz lange in meinem Stuhl ausruhen darf.*« Darauf muss Frau Siegert schmunzeln, weil Sabine Schütz die Jüngste im Team ist und das so sagt.

Die Pflegekraft hat ganz gezielt spontan Übertreibungshumor eingesetzt und die Bewohnerin dadurch positiv abgelenkt. Das Schmunzeln der Bewohnerin gibt der Pflegekraft positives Feedback und lässt die eigene Arbeitsbelastung leichter werden. So profitieren beide von der humorvollen Bemerkung.

Wohlfühlen mit Humor – funktioniert das wirklich? Das Beispiel zeigt: Ja. Durch Humor wird die Atmosphäre positiv entkrampft. Ist dann noch Herzenskraft im Humor mit dabei, so ist das, als scheine die Sonne für einen Augenblick.

William Fry, Psychiater und Begründer der Gelotologie, sagt über den Wert des Lachens aus physiologischer Sicht gerade bei bettlägrigen und an den Rollstuhl gefesselten Menschen aus, dass das Lachen mehr oder minder intensivem körperlichem Training gleicht. Lache man über den Tag verteilt immer wieder, so könne dies mehr bewirken als ein mittlerer Langstreckenlauf.

Humorinstrumente

Stellen Sie sich vor, Sie sind in einem Konzertsaal und sehen einen Tenor zu Beginn seiner Arie auf der Bühne stehen. Sie erwarten eine gute und professionelle musikalische Ausführung. Wenn dann etwas ganz anderes an Lauten wie z. B. »HUURZ« aus dem Mund des Tenors entweicht, wären Sie wie die meisten anderen Besucher ziemlich irritiert.

Hape Kerkeling verhielt sich genauso: Er war der Tenor in diesem erlesenen Kreise. Alle waren irritiert und trauten ihren Ohren kaum. Das Lachen darüber kam wie in Zeitlupe, weil er, Hape Kerkeling, als der besondere Künstler angepriesen wurde. Aber genau so funktioniert Humor. Es geschieht **etwas Unerwartetes**, was eine plötzliche Wendung des Gedachten darstellt. Das kann der Verstand nicht zuordnen, und es ist einfach komisch, witzig und lustig! Das hatte der Komiker Hape Kerkeling langfristig geplant. Er wusste genau, wie man das Komische humorvoll inszenieren kann.

Handwerkszeuge für Humor

So wie es beim Orchester verschiedene Instrumente gibt, so gibt es das auch für den Humor mit den verschiedensten »**Humor-instrumenten**«. In diesem Kapitel möchte ich Ihnen verschiedene Humorinstrumente vorstellen und Ihren Sinn dafür wecken, was man alles tun kann, wie viele Möglichkeiten es gibt und Sie einladen, Humor vielleicht auch mal anders auszuprobieren (◘ Abb. 9.1)!

Welche Humorinstrumente gibt es? Alles was Sie

— sehen können,
— hören können,
— erleben können,
— schmecken können,
— fühlen können.

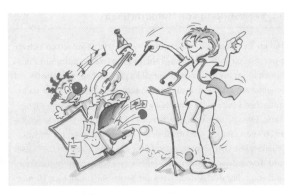

□ Abb. 9.1 **Humororchester**

Wie aber starten Sie praktisch?

━ Lernen Sie die Humorinstrumente kennen und zu spielen.
━ Schaffen Sie sich eine kleine Auswahl der Humorinstrumente an.
━ Führen Sie Protokoll über die Humorinteraktionen und das Ergebnis.
━ Suchen Sie Mitstreiter.
━ Üben Sie in der Familie und gehen dann immer mehr in die Öffentlichkeit.
━ Halten Sie Ausschau nach lustigen Alltagsgeschehnissen.
━ Werden Sie Humordirigent.
━ Bauen Sie Ihre sinnliche humorvolle Fähigkeit aus.
━ Werden Sie ein Humorempfänger, d. h. suchen Sie nicht, sondern finden Sie, was Humor ist.
━ Gehen Sie mit Ihren Antennen auf Empfang.
━ Sammeln und gestalten Sie jedes Humorinstrument, was Ihnen besonders zusagt und geben Sie diesem Ihre persönliche Note.

9.1 **Verwendung von Humorartikeln**

Haben Sie solch eine Situation schon mal erlebt? Sie setzen sich an einer großen Tafel auf Ihren Stuhl und jemand hat zuvor ein Pupskissen unter Ihr Stuhlkissen gelegt! Es gibt ein lautes Geräusch. Alle schauen auf und lachen, als Sie sich setzen! Schön, wenn Sie dann mitlachen können. Im Klinikalltag dient so ein Pupskissen mehr dazu, Tabuthemen anzusprechen. Es ist immer ein Wagnis, Scherzartikel einzusetzen, weil nicht sicher ist, wie der jeweilige Patient reagiert. Die Grundvoraussetzung für die Arbeit besteht im Wissen und Bewusstsein darüber, dass jeder eine andere Empfindlichkeit mitbringt. Für den Anfang ist es gut, wenn Sie mit kleinen Humorartikeln bei sich selbst anfangen und so erst mal für witzige Überraschungen sorgen, langsam und achtsam beginnen und schauen, wie es ankommt. Dann erst steigern, wenn der Platz und der Sinn dafür geweckt sind.

Die Patientin Else Buschhauser ist eine sehr korrekte alte Dame in allem, was es zu besprechen gibt. Beim Frühstück wird sie gefragt, was sie denn gerne trinken möchte. Sie sagt: »*Eine halbe Tasse Kaffee, bitte.*« Die Pflegekraft Irene Walter nimmt sie wörtlich und benutzt dazu eine echte halbe Tasse und stellt diese aufs Tablett und bringt sie ihr. Als Frau Buschhauser die Tasse sieht, muss sie zweimal hinsehen, bis sie es realisiert und daraufhin sehr herzhaft lachen muss. Ihr Wunsch mit der halben Tasse war so wörtlich genommen. Eine so unglaublich witzige Tasse hatte sie noch nie gesehen. Das traf ins Schwarze! So konnten die Patientin und die Pflegekraft beide herzhaft lachen.

Solche kleinen witzigen Aufmerksamkeiten sind immer eine willkommene Ablenkung im alltäglichen Pflegeumgang. Es gibt so viel, am besten Sie legen eine Humorkiste mit spannenden und passenden Artikeln an. Beispiele für den Essenswagen:

= Besteck mit Knoten,
= Becher Milch, den man nicht trinken, sondern die Milch nur sehen kann,

— lustige Servietten,
— kleine Raupe,
— hartes Ei usw.

Wichtig ist, es muss passend zur Alters- und Zielgruppe sein. Themenbezogene und jahreszeitentsprechende Accessoires kommen gut an. Egal ob zu Ostern oder zum Geburtstag, die Menschen sind häufig dankbar für eine liebevolle Überraschung.

Was auch große Freude in den Alltag bringt, sind Humorartikel, die Sie als *Pflegepersonal* einsetzen. Wichtig ist natürlich, das es passend ist und gut proportioniert zur Zielgruppe. Auch hier sind es oft die Kleinigkeiten, die große Wirkung haben:

— Schmetterling oder anderes kleines Tierchen auf der Schulter,
— Brillen, ob übergroß, bunt oder nostalgisch, verändern den Personentypus einfach genial.
— Perücken, rote Nasen, bunte witzige Strümpfe, Knöpfe, Tücher, Krawatten, lustige Zähne oder auch nur ein Schiefzahn – der Effekt ist enorm.

Humorartikel können auch in Form von Handpuppen, Stofftieren, Musikaufziehspieluhren gut zum Einsatz gebracht werden. Gerade bei älteren Menschen, psychisch Kranken oder auch Kindern kommen solche Artikel sehr gut an.

Die Handpuppe wird z. B. zum Helfer und Brückenbauer zwischen der Pflegekraft und dem Patienten. Therapeutische Handpuppen, so nennt sie Christoph Müller, sind ein wunderbares Element für humorvolle Kommunikation. Er arbeitet mit psychisch kranken Menschen, die diese Art sehr gut annehmen können.

Herr Peters ist Wochen nach seiner Aufnahme immer noch desorientiert, und das hat zu vielen Auffälligkeiten geführt. Schon das Essen ist zu einer Krise eskaliert, bis Pelle kam, der mit seinem ganzen Charme den verwirrten Herrn Peters für sich gewinnen konnte. Und Pelle darf, was viele Pflegenden nicht dürfen: Er darf

Essen anreichen, beim Umkleiden helfen und im Alltag einfach mal
einen Witz erzählen.

Es gibt eine Menge Möglichkeiten, mit der Handpuppe, so Christoph Müller, Witz, Ironie und Humor in die Pflege, insbesondere in
die psychiatrische Pflege, einzubringen. Es ist somit eine neue Weise zu agieren, denn Originalität ist Aufgabe im Alltag! Und die
Handpuppe darf provozieren und Grenzen überschreiten. Man
muss es einfach probieren und sich heranwagen, dann nimmt die
Lockerheit zu. Es ergibt sich daraufhin, dass man sich in die Situation hineinfallen lässt und der Puppe automatisch die passende
Stimme gibt. Ganz schnell wird so die Puppe zum Kumpel des
dementen Menschen und zu einem Freund für den jungen Menschen. So gelingt spielerisch der Zugang zum Menschen, und es
wird einfach offensichtlicher, wo z. B. die Bedürftigkeit des Gegenübers liegt.

✅ **Praxistipp**

— Handpuppen: www.kumquats.de oder
  www.living-puppets.de
— Seminare zum Thema: Christoph Müller, Humorcare
  Deutschland [40].

Fangen Sie an, mit verschiedenen Humorartikeln zu spielen und
zu agieren. Das Passende wird sich sehr schnell heraus entwickeln.
Es sollte möglichst auch zur Botschaft der Einrichtung passen. In
manchen Häusern haben die Bären den Hochstatus, aber auch
niedliche Gänse, Hunde, Affen, Mäuse wurden schon gesichtet.

9.2 Checkliste Humoranregungen

Durch die Unterschiedlichkeit bei pflegebedürftigen Menschen
bedarf es ebenso verschiedenster Humoranregungen. Hier sind die
Sinne gefragt. Humor empfangen wir hauptsächlich über unsere
Augen und Ohren. Hierbei ist es wichtig zu entscheiden, **für wen**

genau passt was. Was nützt der beste Gag, wenn Sie Schwerhörige pflegen und diese Sie akustisch nicht verstehen? Oder Sie arbeiten in der Augenklinik und Ihre Patienten können Ihre humorvollen Gestaltungen zum Großteil nicht erkennen und sehen.

Wichtig ist, dass wir eine passende Wahl treffen. Am besten, Sie sammeln und experimentieren damit! Probieren Sie es aus. Nur dadurch können Sie auch Ihren ganz individuellen Humorstil erkennen und ans Tageslicht bringen. Es sind z. B. die **Worte**, die die Menschen berühren und ihnen ein Lächeln ins Gesicht zaubern! Verdrehen und wenden Sie Ihre Alltagsgeschehnisse an und erkennen Sie die komischen Seiten, die darin verborgen sind.

Humorvolle Anregungen für die passenden Worte

- Übertreibung
  - Maßloses Übertreiben macht aus einer Mücke einen Elefanten.
  - *»Heute waren so viele Neuzugänge, wie ich im ganzen letzten Jahr Menschen kennengelernt habe!«*
- Verkleinerung
  - Auch Verniedlichung und Bagatellisierung und Minimierung wirkt.
  - *»Kann ich Ihnen einen Topf mit Suppe bringen?«* – anstelle eines Tellers.
- Wortspiele
  - *»Ich möchte Sie gerne einreiben mit ohne Handschuh?«* – entweder mit oder ohne Handschuh.
- Vergleiche
  - Finden Sie dabei absurde Vergleiche.
  - *»Herr Müller, dass Sie den Weg alleine vom EKG wieder gefunden haben, Sie sind ja besser als Lassie.«*
- Hinzufügen
  - Fügen Sie in einem Satz etwas hinzu, was das Absurde hervorhebt.
  - *»Als ich Frau Meier von der Toilette holte, dachte ich, ich bin im Kräutergarten!«*

- Namen und Bezeichnungen erfinden
  - Am besten etwas, das sich reimt und witzig dazu passt oder auch das Gegenteil.
  - »*Der Rainer und sonst keiner*«
  - »*Der flotte Lotte Opa Müller*« (a la »flotte Lotte«)
  - *Hier ist Rainer – sonst keiner*
  - *Spar Knete – Grete*
- Zerlegungen
  - Am besten zwei Substantive zusammen mixen, damit Absurdes entsteht.
  - »*Sie sind ja ein richtiger Druntergänger!*« – statt Draufgänger.

Finden Sie Ihren **Situationswitz**, der zu Ihnen passt und authentisch ist. Jede Pflegekraft hat ihren eigenen Witz und Charme und die eigene persönliche individuelle Note. Lernen Sie Ihre humorvolle Kommunikationsform kennen und bringen sie dann in den Pflegealltag mit »**Überraschung**« ein.

Gibt es ein humorvolles Weckritual?

Es ist schon ein Ausnahmezustand, wenn man in einer Einrichtung liegt und morgens dann auch noch geweckt und gebettet wird. Haben Sie dafür schon eine liebevolle und humorvolle Alternative gefunden? Bitte achten Sie hierbei immer darauf, dass es passend zur Zielgruppe ist.

- Sie summen oder singen ein Lied.
- Vogelgezwitscher begrüßt den Patienten.
- Mit einem zart klingenden Glöckchen.
- Wecken mit einem Lachsack.

Verzaubern Sie durch Überraschung. Sie brauchen deshalb nicht zum Spaßvogel zu werden. Es geht vielmehr um die sensible Wahrnehmung von Ihrer Seite aus, um Freude und Lachen zu schenken. Vielleicht wenn ein besonderes Datum oder Ereignis ansteht, können Sie mit kleinen Anregungen große Freude schenken. Sie können gewiss sein, wenn Sie darum wissen und daran denken, das wird sich Ihr Patient lange merken und nicht so schnell vergessen. Die Freude bleibt im Herzen gespeichert und die Erinnerung an Sie und die Einrichtung positiv im Gedächtnis.

Sehen und Wahrnehmen

- Gestalten Sie sich ein **humorvolles Umfeld,** in dem Sie arbeiten. Schenken Sie dem Feingefühl Beachtung. Bei alten Menschen eignen sich z. B. Dekorationen, die sie mir ihrem aktiven Leben verbinden, als sehr wirkungsvoll; bei psychisch Kranken eher neutrale Dekorationen und Puppen, Tiere, Bälle und gemütliche Rückziehräumlichkeiten und auf einer Rehastation z. B. humorvolle Bilder mit Kunst auf dem Flur. Individuell passend zur Zielgruppe ist auch hier extrem wichtig.
- Schaffen Sie eine **Leseecke** in Ihrer Räumlichkeit, wo entsprechende und passende Bücher, Zeitschriften, Karten ausliegen.
- Gestalten Sie über Ihre **Humoraktivitäten ein Verzeichnis** in Wort und Bild. Ob es die Clowns waren, die Sie besucht haben oder ein lustiger Musikant, die Leute schauen sich das sehr gerne immer wieder an.
- Ein **Humorkoffer,** der mit Spielen, Comics, CD's und Videofilmen gefüllt ist, kommt sogar bei denen an, die sonst so etwas gar nicht kennen. Da siegt einfach die menschliche Neugier!

9.3 Pinnwand

Achtung, bitte nicht lesen!

Was ist passiert? Sie haben es doch gelesen und hingesehen. Stellen Sie sich vor, Sie laufen an einer großen Infotafel vorbei, an der interessante Fotos und Informationen hängen? Die meisten Menschen sind interessiert, neugierig und möchten auch »Was Neues Entdecken« oder erfahren, denn schließlich ist die Infotafel ja dort, wo sie auch einen Bezug haben, entweder als Angehöriger auf einer Krankenstation oder aber als Patient in der entsprechenden Einrichtung. Ja, es ist eine willkommene Möglichkeit, so eine

Pinnwand im Flur oder auf Station anzubringen und lebendig attraktiv zu gestalten. Es ist wichtig, die Botschaften, Aktivitäten und Einladungen zu Ihren Humorinterventionen zu zeigen und zu erklären, um die vielen verschiedenen Menschengruppen dort abzuholen, wo sie gerade sind. Gleichzeitig kann es sich auch ergeben, dass dadurch mit Angehörigen auch eine Art humorvolle Zusammenarbeit entsteht.

Was sollten Sie beachten?

- Nehmen Sie lieber eine große Pinnwand, denn dann können Sie auch großzügiger mit Schriftgröße und Bildern alles handhaben.
- Ein guter Standort ist wichtig.
- Ordentlich gepflegt und immer aktuell.
- Struktur geben: Wissenswertes, Info, Aktivitäten, humorvolle Bilder.
- Dank Computer kann man heute leicht Informationen attraktiv herstellen. Besser ordentlich gedruckt, als mit Kuli und Filzstift gemalt.
- Lustige und witzige Bilder, aufgeklebt auf ein farbiges Papier, wodurch ein Passpartout entsteht, sind wunderbare Hingucker.
- Vielleicht gibt es für die Patienten die Möglichkeit, die Pinnwand aktiv mitzugestalten – gerade bei Langzeitbetreuung (z. B. psychiatrisches, geriatrisches oder onkologisches Patientengut). Extra Platz für Bilder und Events. Ein Blatt mit angehängtem Stift, um Informationen zu verschiedenen Themen zu bekommen. Reißzwecken dürfen auch nicht fehlen.
- Abfotografiert für Ihre Dokumentation zeigt sich die Entwicklung der Pinnwand.

9.4 Humorwagen und Humorkoffer

Kranksein und Überraschung gefällig? Können Sie sich vorstellen, Sie sind krank und müssen im Bett liegen und sind eher traurig als freudvoll. Da geht die Türe auf, und eine freundliche Pflegekraft fragt nach Ihrem Befinden und bietet Ihnen statt bitterer Medizin und Spritze passende, witzige Literatur an? Ich glaube, es ist schon die Geste und die Erinnerung an das »Lustige«, das einem das Herz zum Lächeln bringt.

Was ist für die Praxis wichtig? Je besser Sie als Pflegekraft geschult sind, umso besser können Sie mit dem Inhalt des Humorkoffers oder -wagens umgehen und ihn zum Einsatz bringen. Gerade im großen Rahmen der Einrichtung und der Humorkultur ist es wichtig, den passenden Humorbogen zum Patienten spannen zu können. Das setzt voraus, dass Sie selbst damit schon Erfahrungen gemacht haben und den Patienten da abholen können, wo er gerade steht. Die Dinge, die auf dem Wagen sind, ergeben eine wunderbare Möglichkeit, jemanden zu überraschen und ihn dafür zu sensibilisieren. Es ist nicht wichtig und entscheidend, ob Sie einen Humorkoffer oder einen Humorwagen haben, es muss zu Ihrer Einrichtung passen. Zudem kann sich dies auch im Laufe der Zeit wandeln und mit der Entscheidung zum Thema Humor wachsen!

Inhalt eines Humorkoffers

- Jonglierbälle: Über die Motorik zum Spaß
- Bunte Tücher: Als Dekoration, um Hemd oder Kittel aufzupeppen
- Lustige Accessoires: Je nach Alter und Thema von Gummitier bis Puppe
- Kuscheltiere: Von Affe bis Ziege, denn auch Tiere stehen für Charaktereigenschaften
- Handpuppen
- Comikhefte: Mickey Mouse, Donald Duck, Asterix, Mad uvm.
- Witzbücher: Ulli Stein bis Otto, große Auswahl
- CD's: Missfits bis Emil
- DVD's: ▶ Filmtipps in ▶ Abschn. 9.8
- Cartoons
- Humorbuch von Patienten für Patienten
- Kunterbunte Stifte und Scheren, um zu gestalten und auszuschneiden
- Ausschneideheftchen, Aufkleber, buntes Papier
- Scherzartikel: Passend zur Zielgruppe

▼

- Sticker und Buttons: Zum Selbstgestalten oder schon originelle fertige!
- Große Ohren und Nasen aus Hautmaterial
- Rote Nasen, Hütchen, Brillen, Augen,
- Aufziehspielzeug
- Witzpostkarten
- Rätsel, Quiz und Co

9.5 Humorspiele

In der Vielfalt der Spiele stecken wunderbare Möglichkeiten der Freude und des Humors! Für uns **selbst persönlich**, aber auch für **unsere Patienten** und **im Team**.

Spielen ist eine Reise ins Reich der Freude, des Vergnügens und der Leichtigkeit. Hierbei können wir den Alltag vergessen, in eine andere Welt eintauchen und unsere Phantasie und Kreativität fördern und dabei noch Entspannung finden.

Spielarten mit Herzenslust sind z. B.:

- Bewegungsspiel (Ball, Kugel usw.),
- Funktionsspiele (Freude an Bewegung),
- Gesellschaftsspiele (Karten und Brettspiele)
- Geschicklichkeitsspiele (Mikado),
- Geduldsspiele (Zauberwürfel und Knoten),
- Entspannungsspiele (Steckspiele und Puzzle),
- Ruhespiele (Karten, Brettspiele),
- Informationsspiele (Kreuzworträtsel und Lernspiele),
- Illusionsspiele (Als-ob-Spiel),
- Rollenspiel (nach Bedarf und Lust),
- Wettspiele.

Für wen sind die Spiele?

Sprechen Sie im Team miteinander und fragen Sie nach. Ob das Ganze nun privat oder beruflich genutzt wird, ist individuell verschieden. Auf jeden Fall ist es bereichernd und eine sehr gute Prophylaxe, um Stress und Burnout entgegen zu wirken und damit Ihr persönliches Humorfeld zu trainieren.

Egal wie alt wir sind, da wo gespielt wird, da wird auch meist gelacht! Die Auswahl ist riesig, am besten Sie schaffen sich eine Spielkiste an, die dann stetig wachsen kann (Beispiel ▶ oben und im ▶ »Humorkoffer« in ▶ Abschn. 9.4). Vielleicht bringt jemand auch etwas Ausrangiertes mit oder es gibt als »Belohnung« mal ein Spiel geschenkt! Ein wunderbares Mittel, um Spaß und Freude zu haben, dem Alltag zu entfliehen und von Herzen frei zu lachen.

Spielen fördert die Gemeinschaft, verbunden mit Freude und Lachen. Die Idee in einer neurologischen Rehaklinik war, Humor, Spiel und Spaß zu verbinden, und so entstand **»Spaßmix«**. Jeden Dienstagabend führten Mitarbeiter eine halbe Stunde lang etwas vor. Das Programm war bunt, wechselte wöchentlich und wiederholte sich nach 6–8 Wochen in kleinen Varianten. Es wurde geboten, was passend für die Zielgruppe war und die Mitarbeiter gerne spielten. So z. B: eine Märchentante, graubehaart mit Brille auf der Nase, die wunderbare Märchen vorlas oder ein Zauberer, der mit Tricks und Gags alle faszinierte. Auch der Clown kam immer gut an. Gelegentlich gab es ein Kasperletheater oder einen Artisten, der jonglierte. So eine Spaßmixgruppe wächst und entwickelt sich ja auch. Das Angebot steht und fällt mit den Aktiven, ob Schattenspiele, Mitmachmusikreisen, Kunststückchen in jeder Form, das sind geliebte Highlights der Woche.

Der Erfolg einer solchen Initiative hängt von zwei Faktoren ab: Dem Engagement der Mitarbeiter und der Unterstützung der Geschäftsführung. Es ist eine Möglichkeit, humorvoll spielerisch Klinikkultur wie auch Kultur in Pflegeeinrichtungen zu leben.

Allgemein gilt, dass **Humorspiele** dadurch wirken, dass sie in der Interaktion wirken und man sich dadurch voll auf die Interaktion einlässt. Dadurch entsteht **Situationskomik**, die den Humor erst richtig zu seiner Entfaltung bringt und die Kreativität fördert.

Schaffen Sie Möglichkeiten für Spiele. Humor kann man spielend trainieren, sagt **Hans Georg Lauer, Humorpflegetherapeut (Se & oD)**.

Was es braucht, sind Trainerpersönlichkeiten und Trainingsmaterial. Er hat eigens ein Buch mit Spielen für Querdenker und Quertreiber herausgebracht, wo humorschaffende Menschen über ihre Lieblingsspiele, die gut ankommen, berichten. Es gibt so viele wunderbare Möglichkeiten, im Team Humor zu trainieren und das völlig spielerisch!

 Praxistipp

Weitere Informationen ▶ **www.humorcare.ch**.

9.6 Humor und Musik

Wussten Sie, dass wir mit Musik auch kommunizieren? Das fanden drei Wissenschaftler der Duke Universität heraus. Die lautesten Töne entsprechen exakt der chromatischen Tonleiter, d. h. den Tönen der weißen und schwarzen Tasten auf dem Klavier. Nicht umsonst sagt man ja gerne: »*Der Ton macht die Musik!*«. Alle Menschen dieser Welt verständigen sich sprachlich-atonal mit verschiedenen Vokalen und Zungenschlägen miteinander. Auch wenn wir eine Sprache nicht beherrschen und kennen, so ist über die Melodie und den Ton einiges zu verstehen, z. B. ob es sich um eine liebevolle Mitteilung handelt oder um ein Streitgespräch – oder haben Sie schon mal Streitigkeiten gehört, die wie eine Liebeserklärung klangen?

Interessant ist die Tonhöhe bei den Chinesen, die Mandarin sprechen. Sie kommunizieren mit **unterschiedlichen Tonhöhen**, z. B. der Laut »mal« kann je nach Tonhöhe **Mutter** oder **Pferd** bedeuten. Da muss man schon ein gutes Gespür haben, sonst sagt man am Ende das, was man gar nicht sagen wollte!

Kennen und können Sie tönen? Wenn nicht, kann ich Sie nur ermuntern, es mal auszuprobieren! »**Tönen**« eine wunderbare Möglichkeit, eine Gruppengemeinschaft aufzubauen, weil es Gefühl und ein Miteinander fördert.

😊 Übung: Tönen

Alle Teilnehmer stellen sich in einem Kreis auf. Füße handbreit auseinander, die Knie sind weich und locker. Sie nehmen sich an die Hand und schließen die Augen. Nun beginnt der Organisator mit einem Vokal, und die anderen setzen sogleich mit ein: a, e, i, o oder auch ohm). Das Ganze bekommt eine unglaubliche Kraft und man hört, welche Stimmkraft in einem selbst ist. Das Ganze geht ca. 2–5 Minuten. Man kann die verschiedenen Vokale durchtönen und zum Abschluss mit geöffneten Augen. Das Herz ist dann ganz weit und offen, und strahlende Gesichter sind im Kreis zu sehen!

Ein guter Beginn für Humor und Musik. Gerade beim **Singen** braucht es manchmal einen Impuls, um rein zu kommen. Als Kind hat man sich keinen Kopf gemacht, und als Erwachsener ist das Singen meist etwas in Vergessenheit geraten. Dabei ist **Singen** Lebensfreude und gehört zum ganzheitlichen humorvollen Leben unbedingt dazu. Gerade bei Patienten ist es ein Glückserlebnis und Gesundbrunnen, der nichts kostet und noch nicht so große Beachtung findet.

Das Gemeinschaftskrankenhaus Herdecke ist eines der ersten Krankenhäuser in Deutschland, die die heilsame Wirkung des Singens in sein Behandlungskonzept integriert hat. Seit 2004 setzt das Klinikum die Gesangstherapie mit in den Behandlungsplan ein. So findet der Körper zu einer gesunden Schwingung zurück, sagt Musiktherapeut Wolfgang Bossinger. Das Gehirn produziert einen regelrechten Glückscocktail aus verschiedenen Botenstoffen. Diese wirken als Antidepressiva, stärken das Immunsystem und helfen Menschen mit Depressionen und psychosomatischen Erkrankungen.

✅ **Praxistipp**

Weitere Informationen zu Musik und Singen in Krankenhäusern: ▶ www.singende-krankenhaeuser.de.

Musizieren **fördert unseren Geist**, das wussten auch schon unsere
Vorfahren. Leider ist das Musizieren heute nicht mehr so modern,
dennoch eine wunderbare Möglichkeit, geistig gesund und aktiv zu
sein und zu bleiben. Wie schön ist es, wenn Sie selbst ein Instrument
spielen können und es auch mal im Pflegealltag einsetzen können.

Musik lässt auch unsere Neuronen tanzen. Wenn wir dies wissen und bewusst Musik hören, kann man damit gleich mehrere
Areale im Gehirn aktivieren. Selbstverständlich entspannt Musik
und hilft bei Beklemmungen, Schlaflosigkeit, Angst und vielem
mehr. Es gibt sogar spezielle Musik »**Gehirnmusik**«, die dieselben
Hirnwellenmuster erzeugen, die sonst durch Meditation hervorge-
rufen werden. Wunderbar einzusetzen bei schwerkranken Patienten. Am besten sprechen Sie mit einem Musiktherapeuten.

Musik kann trösten, wo Worte keinen Platz finden. Musik lässt
das Vergessen vergessen. Speziell bei Alzheimer-Patienten gelingt
der Blick in die Vergangenheit, wenn man ihnen die Musik vor-
spielt, mit der sie alte Erinnerungen verbinden. Es ist so ein wunderbarer Zugang, die Menschen humorvoll im Herzen zu berühren.
Musik schafft es, unsere Kreativität zu wecken, indem sie gleichermaßen auf unseren Verstand und unser Gefühl wirkt.

Musik weckt auch den Humor, denn durch die Erinnerungen,
die durch die Musik hochkommen, entsteht Freude. Musik macht
fröhlich und befreit. Besonders interessant ist das bei alten und
dementen Menschen zu beobachten, wenn sie altbekannte »**Ohr-
würmer**« hören. Die regen die Menschen dazu an, mitzusingen und
zu klatschen, zu pfeifen und lächeln und zu lachen.

✅ **Praxistipp**

Es werden Personen, die Interesse haben, in einen Stuhlkreis
gesetzt. Der Leiter des Kreises sitzt zwischen ihnen mit einem

▼

Instrument und fängt an, ein Lied zu spielen oder zu singen (ggfs. auch von Band.) Im Altenheim werden die Patienten z. B. aufgefordert, mit zu summen, zu klatschen oder zu singen. Meist machen die Patienten es schon automatisch.

Wenn Sie um die gute Wirkung der Musik wissen, sollten Sie unbedingt **Musik** in Verbindung mit **Humor** einfließen lassen. Entscheiden Sie individuell nach Ihrer Zielgruppe und was Ihnen selbst am Herzen liegt. Mit Musik kann man die meisten Menschen und auch Patienten abholen, erfreuen, begeistern und **zum Lachen bringen**!

9.7 Humor und Bewegung

Das Wort »Be-weg-ung« hat mehrere Bedeutungen:

- Bewegung enthält das Wort **Weg**, d. h. neue Dinge zu tun und zu beschreiten, sich in Bewegung zu setzen.
- Im Lateinischen heißt bewegen »movere«, dieses Wort findet sich in Motivation wieder. Motivation bedeutet, Kraft und Wille, etwas zu tun und zu bewegen.

Letztendlich geht es immer um die Menschen, die etwas tun und bewegen, ja vielleicht eine neue Humorbewegung im Pflegealltag!?

Bewegung ist, Freude am Leben zu haben, es bewegt sich! Wir selbst können es sein, die etwas in Bewegung bringen oder aber auch ein Initiator über das Erkennen zum Überleiten in eine gute Körperstruktur.

Körperhaltung
Erkennen Sie, wie sich der Patient fühlt?

- Hängt der Kopf nach vorne über?
- Wie ist der Stand der Schultern?
- Verschränkt der Patient die Arme?
- Überkreuzt er die Beine?

Was können Sie mit diesen Informationen anfangen, was können Sie tun? Schon durch Ihr Wissen können Sie Anregungen schaffen. Es gibt je nach Alter und Mobilität der Patienten die Möglichkeit, dass Sie aus Ihrem Humorwagen Bälle, Reifen und ähnliches zaubern und so eine humorvolle Intervention starten: Von der Bewegung hinüber zum Lachen und damit hin zu Humor. Animieren Sie Ihre Patienten, selbst aktiv zu werden. Schöne Übungen bietet auch die Kinesiologie, wobei gleichzeitig auch noch die Gehirnhälften in den Ausgleich gebracht und aktiviert werden.

Überkreuz bringt Ihre Hirnhälften in Balance

Wir stehen und bringen den rechten Ellenbogen zum linken Knie und dann den linken Ellenbogen zum rechten Knie, dabei marschieren wir auf der Stelle. Mit Musik macht es noch mehr Spaß.

Elephant entspannt den Schultergürtel

Strecken Sie Ihren Arm nach vorne aus und legen Sie den Kopf so auf die Schultern, als wäre er dort angeklebt. Schauen Sie über die Hand hinaus in die Ferne und fahren eine riesengroße Acht nach, die Sie in der Ferne sich vorstellen.

Nackenrolle entspannt den Nacken

Lassen Sie den Kopf ein wenig nach vorne hängen und rollen Sie ihn von einer Schulter zur anderen. Entspannen Sie sich dabei und atmen tief ein und aus.

Die Eule entkrampft den Hals von den Schultern

Legen Sie eine Hand auf die gegenüberliegende Schulter und drücken Sie die Muskeln mit den Fingern fest zusammen. Nun drehen Sie den Kopf zu der Schulter, wo die Hand liegt und atmen tief ein. Schauen Sie so weit wie möglich nach hinten über diese Schulter und atmen dann wieder aus. Lassen Sie Ihr Kinn in der Mitte nach vorne sinken, tief ein- und ausatmen und entspannen. Genehmigen Sie sich diese Übung 3-mal und wiederholen dann die Eule auf der anderen Seite. Lächeln Sie dabei!

Denkmütze, macht putze munter und fit

Falten Sie den Rand beider Ohren nach hinten aus. Fangen Sie oben an und massieren Sie mit Herzlächeln Ihre Ohren bis hin zu den Ohrläppchen. Genießen und spüren Sie, welch wohltuendes Gefühl Sie durchströmt. Sie regen damit viele Akupunkturpunkte an, die mit dem Körper verbunden sind.

Alter und Bewegung

In manchen Einrichtungen haben sich Bewegungsspiele für Senioren etabliert, ähnlich eines Bewegungsspielplatzes, um gesund und vital zu bleiben. Überlegen Sie, was für Ihre Einrichtung passend ist und evtl. geschieht durch Ihre Anregung eine Be-weg-ung.

Wie sieht es mit Ihrer eigenen Körperhaltung aus?

Haben Sie viel gehoben und gearbeitet und sind ziemlich verspannt? Denken Sie mal an sich und werden Sie sich bewusst, dass gute und passende Bewegung auch für Sie ein wichtiges Humorinstrument werden kann. Vielleicht ist das **Embodiment**, die Verkörperung, für Sie eine gute Anregung, zu einer guten und neuen Humorhaltung zu finden. Die neue Forschungsrichtung heißt »Embodiment«, kommt aus der Psychologie und beschäftigt sich mit den Körperhaltungen und deren Auswirkungen. Fehlhaltungen können Schmerzen und Depressionen verursachen. Das Konzept geht davon aus, dass der Geist mitsamt Gehirn immer in Bezug zum gesamten Körper steht. Gerade Pflegekräfte, die viel körperlich arbeiten müssen und dazu noch Stress haben, verlieren oftmals ihr sensibles Körperbewusstsein. Deshalb gilt: »Verändern Sie Ihre Haltung, so verändert sich Ihre Stimmung!« Benita Cantieni sagt [6]: » *Was durch Haltung verformt werden kann, kann auch durch Haltung wieder geformt werden.*« Sie beschäftigt sich mit der natürlichen Aufspannung und der Sprache des Körpers mit der persönlichen Glückshaltung. Es sind oft nur kleine körperliche Interventionen mit großer Wirkung, damit Freude, Glück und Humor in den Körpertempel wieder einziehen kann.

✅ **Praxistipp**

Weitere Informationen ▶ www.Cantienica.com.

Das kleinste Fitnessstudio der Welt

Ein anderes neues Bewegungskonzept, Young Go, ist das »kleinste Fitnessstudio der Welt«, ein Bewegungskonzept, bei der mit »Impuls Boosting Tubes« durch Schwingen alle Muskelgruppen bewegt werden können und dadurch Verspannungen aufgelöst werden können. Der Stoffwechsel wird angeregt, und die gesamten Tiefenmuskeln werden aufgebaut und trainiert.
Info: www. younggo.de

Schaffen Sie ein bewegendes Humorkonzept

Humorressourcen können wunderbar über Bewegung geweckt werden. Bringen Sie Ideen in Ihre Einrichtung ein, damit Stress und Burnout erst gar kein Thema werden und Ihr Team ganzheitlich humorvoll ausgerichtet bleibt und arbeiten kann. Bewegen ist Leben.

- Bewegungsspiele je nach Möglichkeiten, Spiele ohne Grenzen.
- Tanzen, auch Gesellschaftstänze sind eine Möglichkeit, humorvoll zu agieren und zusammenzukommen, z. B. griechische Tänze o.ä.
- Geschicklichkeitsspiele wie Jonglieren und Balancieren,
- Hindernislauf, Paarcour im Gang oder Garten, Minigolf,
- Spielgeräte für Erwachsene, z. B. Playfit für Lebensfreude und Fitness.

9.8 Humorkino

Gibt es Filme, die Sie nie vergessen werden? Wenn das so ist, dann kennen Sie ja die Erfahrung mit dem bewegten Bild und den Gefühlen. Manche Filme bringen einen zum Nachdenken und schenken neue Sichtweisen oder Ideen. Es ist eine gute Möglichkeit, sich zu entspannen und gleichzeitig reflektiert man das Gesehene. Filme sind etwas Wunderbares, besonders beim Thema Humor. Es ist immer ein Highlight, einen guten Film in Gemeinschaft zu sehen und gemeinsam zu lachen.

Was ein »guter« Film bewirken kann:

- Man findet Mut, Trost und Stärkung,
- die Dialogfähigkeit verbessert sich,
- neue Perspektiven können entstehen,
- Wortwitz wird verbessert,
- Gefühle werden wahrgenommen,
- neue Sinnzusammenhänge können erkannt werden,
- die Kreativität und Phantasie wird angeregt,
- Ausbau des Humorrepertoires wird angeregt.

Wenn es Ihnen in Ihrer Einrichtung möglich ist, veranstalten Sie einmal in der Woche ein **Humorkino**. Es bringt die Menschen zusammen, man kann sich amüsieren und lachen. Vielleicht eignet sich der Aufenthaltsraum, wo sie über den Fernseher eine DVD sehen können oder Sie leihen sich einen Beamer, über den Sie so groß wie im Kino den Film an die Wand werfen können.

Filme mit Humor und Komik

- Der Bewegte Mann
- Harold and Maude
- Die Doppelgänger von Sacramento
- Sein oder Nicht Sein
- Der Schuh des Manitu
- Was das Herz begehrt
- Und dann kam Polly
- Glück kommt selten allein
- Tatsächlich Liebe
- Sterben für Anfänger, DVD 2007
- Willkommen bei den Sch'tis , DVD 2009
- Männerherzen
- Wer früher stirbt, ist länger tot, DVD 2007
- Odette Toulemonde, DVD 2008
- Besser geht's nicht
- Der Womanizer
- Asterix

Wunderbare Komiker und Comedians sind z. B.:

- Stan Laurel und Oliver Hardy (Dick und Doof),
- Loriot,
- Otto,
- Dieter Nuhr,
- Eckardt von Hirschhausen,
- Bully Herbig,
- Michael Mittermeier,
- Rüdiger Hoffmann,
- Gerhard Polt.

9.9 Humorcafe

Wo es guten Kaffee gibt, da lass dich nieder. In ein Café gehen die meisten Menschen sehr gerne. Das Wort ist positiv besetzt und vermittelt Gemütlichkeit, Wohlbehagen, Duft, Leckereien und Kommunikation. Also, warum nicht ein Café mit Humor kombinieren.

Was ist ein Humorcafé?

Eine Räumlichkeit **in einem Krankenhaus, einer Pflege- oder Reha-Einrichtung** als **Treffpunkt, wo humorvolle Kommunikation stattfindet.**

Sollte ein Raum oder auch eine Ecke in den Gemeinschaftsräumen nicht zur Verfügung stehen, so können Sie sich auch in einem Pfarrheim oder Hotel einmieten. Wir hatten in Leipzig ein Hotel gewählt, sodass viele verschiedene Menschen zum Thema Zugang finden konnten. Dem Hotel gefiel die Idee, und so mussten wir für unseren Extraraum keine Miete bezahlen. Vor Eröffnung unseres Humor-Cafés in Leipzig haben wir uns im kleinen Team über die Organisation beraten. Die Einladungen zu den Veranstaltungen erfolgten über kleine Aushänge, kostenfreie Pressemitteilungen in der Tageszeitung und per Mails.

Wichtig für die Durchführung des Humorcafés:

- Ablauf festlegen,
- einen Moderator bzw. einen Verantwortlichen bestimmen,

- Vorstellungsrunde,
- Bestandsaufnahme (alles schriftlich festhalten).
- Was ist momentan?
- Was soll sich entwickeln und wohin?
- Aufgaben verteilen.
- Jahresplan erstellen.
- Aktivitäten planen.
- Mögliche Sponsoren?
- Fördergelder?
- Wer ist verantwortlich für die Öffentlichkeitsarbeit?

Therapeutischer Humor

Das Glück kommt zu denen, die lachen (Sprichwort)

Therapeutischer Humor gehört seit den achtziger Jahren zur theoretischen und praktischen Ausbildung des Pflegepersonals in den
Vereinigten Staaten.(Robinson1995,S.13) Im Jahre 1982 gründeten
daraufhin einige Krankenschwestern die Fachgesellschaft »Nurses
of Laughter« (www.humanehealthcare.com), die inzwischen weit
über tausend Mitglieder hat. Diese Vereinigung gibt sogar eine
eigene Zeitschrift heraus und führt regelmäßig Konferenzen durch.
Zwischenzeitlich hat sie sich so entwickelt, dass es zu diesem Thema diesbezüglich einige Artikel und Zusammenkünfte gibt. Allgemeines Thema: »Humor in der Krankenpflege!«

10.1   Was ist therapeutischer Humor?

(Nach den ethischen Richtlinien von Humor Care Deutschland e.V.)
    Therapeutisch wirksamer Humor zielt nicht auf den schnellen
Effekt ab. Seine primäre Intention ist die systematische Vermittlung
von Einsicht in das Entstehen jener komischen Phänomene, die die
Identität eines Menschen in unfreiwilliger Weise akzentuieren und
bestehende Krankheitssymptome dadurch verstärken können. Wer
diese Wirkung bewusst steuern kann, vermag einen Wandel zu
vollziehen, der einem anderen Weg des Denkens und Handelns
entspricht und zu einer aktiven Selbstbestimmung hinführt. Dieser
Prozess beruht zunächst auf der Empathie und der wohlwollenden
Akzeptanz seitens derjenigen, die therapeutisch wirksamen Humor
anwenden.

Therapeutischer Humor ist Kommunikation

Therapeutischer Humor in der Krankenpflege hat v. a. als implizite
Form der Kommunikation Bedeutung. Es geht darum, mit Hilfe

witziger, scherzhafter oder selbst ironischer Bemerkungen auf indirekte Weise Botschaften zu vermitteln, die die Qualität der Beziehung zum Patienten in positiver Weise beeinflussen können. Angst, Stress und Spannung verringern sich und anderseits fördert es die Gruppenkohäsion im therapeutischen Team.

> ✔ **Praxistipp**
>
> Vielleicht ist der therapeutische Humor ein interessantes Thema für eine interne Weiterbildung im Team? Welche Möglichkeiten bietet er und was möchte Ihr Team in Ihrer Einrichtung dabei übernehmen?

Vorteile des therapeutischen Humors

Gerade im gemeinsamen Lachen kann ein Ventil geöffnet werden, das verbindet und sich als heilende Kraft herausstellt, die den Stress, den Druck und die Angst verändert- bzw. transformiert. Es ist wichtig, dass von der Pflegeeinrichtung und dem Personal ein guter Grundboden geschaffen wird. Wenn dieser Boden gut vorbereitet ist, dann kann der heilsame therapeutische Humor seine Saat optimal aufgehen lassen. Das setzt voraus, dass das Personal Wissen über den therapeutischen Humor hat, empathische Kommunikation beherrscht und die Möglichkeit hat, dieses Wissen auch anzuwenden und weiter auszubauen. Damit fällt dem therapeutischen Humor die Bedeutung einer Präventivmaßnahme zu Burnout zu und dient sozusagen als soziales Schmiermittel und ermöglicht eine positive, von Heiterkeit geprägte Gesprächsatmosphäre [2].

Ziele von therapeutischem Humor sind:

- Die Ermutigung, sich selbst nicht allzu ernst zu nehmen; d. h. »*Mut zur Unvollkommenheit.*«
- Über sich selbst lachen können; d. h. »*Mut zur Lächerlichkeit.*«
- Starre Normen und Idealvorstellungen in Frage stellen zu können; d. h.: »*Mut zum Unsinnn/Widersinn.*«

Stufen des therapeutischen Humorprozesses

Der therapeutische Humorprozess hilft, das Wesen von Humor besser zu verstehen. Um Humorentwicklung zu protokollieren und messbar zu machen, hat Prof. Rolf Hirsch sie in Stufen eingeteilt. Gerade bei geriatrischen und psychisch erkrankten Menschen kann der therapeutische Humor zu einem erfolgreichen Therapieverlauf beitragen.

Die 5 Stufen des Humorprozesses nach Hirsch

- Stufe 1: Nicht lachen können
  - Auf dieser Stufe kann ein Mensch nicht lachen, da er aufgrund seiner individuellen Situation ein bestimmtes Ereignis nicht als lustig wahrnimmt und somit nicht mit Lachen reagiert.
- Stufe 2: Über andere lachen können
  - Analog zur Überlegenheitstheorie sind hier die Missgeschicke anderer Auslöser für Gelächter.
- Stufe 3: Über mich selber lachen können
  - Auf dieser Stufe ist bereits ein Prozess der Selbsterkenntnis in Gang gekommen. Lachen über sich selber bedeutet einen wichtigen Reifeprozess in der Persönlichkeitsentwicklung vollzogen zu haben.
- Stufe 4: Andere dürfen über mich lachen
  - Diese Stufe wird uns oft von Clowns vorgelebt, die Missgeschicke parodieren und sie uns auf der Bühne überspitzt vorführen. Gelingt dies im Alltag und noch dazu rasch nach dem Erlebnis, so ist in der Tat ein weiterer großer Schritt in Richtung »Komik im Alltag« getan.
- Stufe 5: Gemeinsam mit anderen über mich selber lachen können
  - Auf diesem höchsten Niveau lachen die betroffenen Personen gemeinsam mit anderen Leuten über ein selbst erlebtes Ereignis und sind dabei fähig, es vor dem inneren Auge Revue passieren zu lassen und darüber lachen zu können.

In diesen Stufen zeigt sich, dass die Fähigkeit zu lachen, eng mit der Persönlichkeitsentwicklung verknüpft ist. Der Sinn für Humor zeigt sich somit gerne in immer anspruchsvolleren Situationen. Man kann sagen, dass der Bogen der intrapsychischen Gemütszustände von »ohne Humor« bis hin zu »Humor und Weisheit« reicht!

❯ Humor ist für die Gestaltung eines angstfreien und sinnvollen Lebens so wichtig, dass er nicht ernst genug genommen werden kann.

10.2 Arbeitsweise nach Dr. Michael Titze

Dr. Michael Titze beschäftigt sich **»ernsthaft«** mit der Thematik des therapeutischen Humors. Er ist Psychologe, Autor vieler Bücher, arbeitet in eigener Praxis und wurde in seiner Arbeit stark von Viktor Frankl beeinflusst. **»Es ist die heilende Kraft des Lachens«**, beschreibt Dr. Titze seine Arbeitsweise, um frühe Beschämungen, wie Scham und Schuld, zu heilen. So gibt es z. B. den **Pinocchio-Komplex**, der das Phänomen beschreibt **»darunter zu leiden, komisch zu sein!«**.

Es gibt Klienten, die seit der Kindheit Enttäuschungen und beschämende Erniedrigungen erdulden mussten. Obwohl diese Personengruppe sich nach Liebe und Anerkennung sehnen, sind sie ständig auf der Flucht vor Mitmenschen.

Angst vor dem Ausgelachtwerden, die **Gelotophobie**, beschreibt Dr. Tietze diesen tiefgreifenden Bruch. Da ist das Lachen dann nicht mehr Ausdruck fröhlicher Lebenslust, sondern grausames Zuchtmittel! Folge ist, Abkehr von sozialen Aktivitäten, somit ein Rückzug. Wie bei **Pinocchio** führt diese Flucht in eine irreale Phantasiewelt, in der die Fiktion großartiger Vollkommenheit, Überlegenheit und Macht suchtartig erträumt wird. Um die quälende Schamangst zu verringern, werden oftmals Suchtmittel konsumiert.

Mit Hilfe des »therapeutischen Humors« wird der **»Mut zur Lächerlichkeit«** eingeübt, der die gebundene Lebenskraft und die verschüttete Lebensfreude wieder befreien kann.

Was ist ein Humordrama?

Beim Humordrama fungiert ein therapeutischer Clown als Cotherapeut. Der therapeutische Clown spielt dem betreffenden Protagonisten (im Sinne der paradoxen Intention) vor, was es heißt, sich bedenkenlos über starre »Man muss Ideale« hinwegzusetzen, bzw. im Sinne des normalen Erwachsenseins, »lustvoll zu scheitern«.

Immer wieder macht der therapeutische Clown dem Protagonisten vor, wie sich ein Miniclown zu verhalten hat, z. B.:

- Er verlangsamt die Geste so stark, dass die Bewegung wie in Zeitlupe verläuft.
- Er macht kleine unbeholfene Schritte.
- Er verändert den Redefluss oder steckt die Zunge zwischen die Zähne so, dass die Aussprache richtig verwaschen klingt!

Auch hier wird ein Bezug zu den ersten Versuchen des Kleinkindes hergestellt, und sehr schnell kommt man so an die Wurzel jener ursprünglichen expansiven Affekte, die damals durch Scham abgewehrt wurden.

Für wen die Therapieform geeignet ist

Sicherlich ist diese besondere Therapieform nicht für jeden geeignet, aber eine gute Form für all diejenigen, die nicht mit dem herkömmlichen Therapieansatz in der Psychotherapie weiterkommen, insbesondere beim Thema Scham oder Schuld. Auf jeden Fall ist die Zeit der Behandlung um ein Vielfaches geringer und humorvoll dazu.

10.3   Logotherapie nach Viktor E. Frankl

»**Trotzdem hat das Leben einen Sinn…**«, so lautet die Botschaft, die der herausragende Neurologe und Psychiater Viktor E. Frankl (1905-1997) allen hinterlassen hat, die auf der Suche nach Sinn in ihrem Leben sind. Frankl ist der Begründer der Existenzanalyse und Logotherapie, der sog. dritten Wiener Richtung der Psychotherapie. Darüber hinaus gilt er als Pionier des therapeutischen Humors.

1940 bis 1942 war Frankl Leiter der Neurologischen Station des Rothschild-Spitals und 1946 bis 1970 Vorstand der Wiener Neurologischen Poliklinik. Er überlebte vier Konzentrationslager und wurde im April 1945 in Kaufering bei München in einem Außenlager von Dachau befreit. In nur neun Tagen schrieb er das Buch: »**...trotzdem ja zum Leben sagen**«, das eine Auflage in Millionenhöhe erreicht hat und in vierzig Sprachen übersetzt wurde. Besonders wenn die Zeiten schwierig werden, haben seine Grundlagen der Logotherapie Hochsaison (▶ www.ingepatsch.at).

Einer der wichtigsten und wertvollsten Grundlagen für den praktisch lebbaren Humor ist die Menschenwürde und das Trotzdem. Der Humor ist das Trotzdem der Lebenskraft und schenkt Menschen Hoffnung und Vertrauen.

Wesentlich für dieses humorvolle »Trotzdem« ist das Unterscheiden können zwischen nützlichem Leisten und sinnvollem Leben. Auch dann, wenn ein Mensch nichts »leisten« kann, hat er die Möglichkeit, über sich hinauszuwachsen und den Bedingungen standzuhalten. Besonders in einer Gesellschaft, in der die Maximierung von Glück jeden Gedanken an Traurigkeit verhindert, bietet der humorvolle Zugang der Logotherapie so etwas wie Augenblicksglück.

Viktor E. Frankl bezeichnete dies als die Trotzmacht des Geistes. Diese Trotzmacht des guten Geistes wohnt in uns allen. Manchmal ist es ein bisschen mühsam, diesen guten Geist lebendig werden zu lassen. »*Ich muss mir von mir nicht alles gefallen lassen.*« Dieser Satz ist es wert, in die Skala des inneren Seelenlebens aufgenommen zu werden. Jede und jeder kann sich fragen: »*Muss ich mir die schlechte Laune von mir gefallen lassen, nur weil es mir nicht gut geht? Jetzt bin ich neugierig, wer stärker ist, ich oder ich?*«.

Der Humor ist eine Waffe der Seele im Kampf um ihre Selbsterhaltung. Ist es doch bekannt, dass der Humor wie kaum sonst etwas im menschlichen Dasein geeignet ist, Distanz zu schaffen und über der Situation zu stehen, wenn auch nur für Sekunden!
Viktor E. Frankl

 Praxistipp

Info ▶ www.logotherapie.net oder www.boeschemeyer.de

10.4   Provokative Therapie

Provokativ heißt »herauslocken, herausfordern«. Die provokative Therapie ist eine von Frank Farelly entwickelte Therapieform, die zur kognitiven Verhaltenstherapie zählt und paradox arbeitet. Der Begriff erklärt sich über die unumstößlichen Therapieregeln von Frank Farelly. Er stellte vieles auf den Kopf und machte das befreiende Lachen in der Therapie gesellschaftsfähig und zeigte auch, dass eine Therapie, die wirkt, auch kurz und kurzweilig sein kann, wenn der Patient seine Erkenntnis hat!

Wie funktioniert die provokative Therapie?
Über den Humor und die Herausforderung. Sie sind wesentliche Elemente der provokativen Vorgehensweise, weil

Lachen befreit. Der Therapeut provoziert und übertreibt die Denkweise des Klienten humorvoll, sodass sie gemeinsam darüber lachen können. Die Klienten werden niemals ausgelacht, sondern stets wertgeschätzt und angenommen. Der feste Glaube an die Kraftquelle des Klienten ist eine wunderbare Voraussetzung für das Gelingen der Provokation in dieser Therapie.

Herausforderung geschieht
Der Therapeut aktiviert die Stärken des Klienten und fordert damit auch zur Selbstverantwortung auf. Der Klient wird humorvoll provoziert, seine Stärken gezielt besser einzusetzen.

Entwicklung dieser Therapieform

In den 1960er Jahren gab es schon die Psychotherapie, und die Psychoanalyse stand in voller Blüte. Jeder Amerikaner, der etwas auf sich hielt und es sich leisten konnte, hatte einen persönlichen Analytiker oftmals über Jahre hinweg. Die Gestalttherapie hatte sich etwas etabliert, die Verhaltenstherapie steckte noch in den Kinderschuhen und wurde belächelt und diffamiert. Vor diesem Hintergrund ist es erstaunlich, dass die **provokative Therapie** eine Chance hatte, das Licht der Welt zu erblicken. Anfang der 1960er Jahre verlor der damals noch junge Therapeut Frank Farelly die Geduld mit einem chronisch schizophrenen Patienten. Er hatte mit ihm über 90 Stunden lang streng gesprächstherapeutisch gearbeitet und ihm unverdrossen versichert, wie grundsätzlich wertvoll und reich an Potenzial er sei. Der Klient reagierte ebenso unverdrossen mit Widerstand, war antriebslos und beharrte darauf, dass er keinerlei Fähigkeiten besaß. Farelly machte in der 91. Stunde unvermittelt einen Schwenk um 180° und begann, der negativen Selbsteinschätzung des Patienten begeistert zuzustimmen. »*Jawohl*«, versicherte er ihm, »*Sie sind wertlos, nutzlos und hässlich, ein kompletter Versager, zu nichts mehr fähig.*«. Ohne Übergang fing daraufhin der Patient an, sich zu verteidigen und zählte seine Fähigkeiten mit einer Energie auf, die er vorher nie gezeigt hatte. Das war die Geburtsstunde der **provokativen Therapie**. Seither hat diese besondere Therapie in der ganzen Welt Anhänger gefunden.

> ✅ **Praxistipp**
>
> Wenn Sie einem 3-jährigen Kind sagen: »*Du bist noch zu klein, um die Jacke anzuziehen*«, so wird das Kind alles daran setzen, Ihnen das Gegenteil zu beweisen! Ein gestandener Mann kann damit in Bewegung gesetzt werden: »*Schade, aber für eine Verhaltensänderung sind Sie leider nicht intelligent genug!*«.

Gerade bei dieser Therapie spielt der **Humor** eine zentrale Rolle. Es wird viel gelacht, aber die wertschätzende und wohlwollende Haltung des Therapeuten ist die unerlässliche Basis für das Gelächter. Der provokative Stil ist keine Waffe, sondern ein Gleitmittel für rostig gewordene Kommunikation und ein Heilmittel im Rahmen von Psychotherapie und Beratung.

Lachen und Weinen sind essenzielle Bestandteile des menschlichen Gefühlshaushaltes, und beides sollte in der Beratung seinen Platz haben.

 Praxistipp

Info: ▶ www.provokativ.com

10.5   Yogalachen nach Dr. Madan Kataria

Haben Sie das schon mal erlebt? Sie besuchen einen Park und dort stehen und bewegen sich Menschen, die laut freudig und schallend lachen? Keine Angst, diese Menschen sind nicht verrückt, sie betätigen sich nur mit »**Yogalachen**«, dessen Initator Dr. Madan Kataria aus Indien war. Er kam auf die Idee, einen Lachclub ins Leben zu rufen, als er einen Artikel im Gesundheitsmagazin schrieb mit dem Thema: »**Lachen ist die beste Medizin!**« Im März 1995 wurde in einem öffentlichen Park von Mumbai in Indien der erste Lachclub mit 5 Leuten gegründet und 6 Jahre später wuchs er zu einer weltweiten Lachbewegung heran. Dieses kleine Samenkorn entwickelte sich so rasant und ist seither in vielen Ländern und Städten vertreten und umfasst nun heutzutage weit über 1000 Clubs.

Was meinen Sie? Kann man Lachen ohne Grund? Ja, das geht! Auch wenn das Lachen am Anfang vielleicht noch recht gekünstelt wirkt, so kann sich dieses Phänomen im Laufe der Lachstunde verändern. Je mehr Yogalachen praktiziert wird, umso einfacher, schneller und effektiver kommt man in seinen eigenen Lachfluss, berichten die Teilnehmer. »*Tu so als ob, bis Du es schaffst!*« ist ein Anfängertipp.

Was passiert im Körper?

Dem Körper ist es egal, ob man mit oder ohne Grund lacht. Er setzt trotzdem seine Botenstoffe frei und alle positiven Effekte, die wir dem Lachen zuschreiben, beginnen zu wirken:

— verbesserte Atmung,

— Blutdruck senkt sich,

— Abbau von Stress,

— gute Durchblutung,

— Freisetzung von Glückshormonen.

Yogalachen: erste Übungen

Es ist ein Lachen, auch Reflexlachen genannt, bei dem körperliche Übungen vollzogen werden. Da das Ganze meistens mit mehreren Personen stattfindet und das Lachen ja bekanntlich ansteckend ist, fangen manche schon an, wenn sie sich nur anschauen und Blickkontakt aufnehmen. Die folgende Übung können Sie alleine oder gemeinsam mit Freunden, Kollegen ausprobieren. Jede Lachsitzung beginnt mit einer Atemübung. Diese Atemübung ähnelt dem Pranayama im Yoga und trägt dazu bei, die Kapazitäten der Lungen zu vergrößern und das Lachen zu erleichtern.

😀 Übung: Yogalachen

Zu Beginn der Übung nehmen Sie Ihre Arme nach oben Richtung Himmel. Strecken und recken Sie sich kräftig. Dadurch wird alles leichter, körperlich wie mental, weil so eine bessere Körperwahrnehmung geschaffen wird und die Hemmungen sinken. Dann lassen Sie den Oberkörper fallen, atmen tief aus und schütteln die Arme aus.

Nach dem tiefen Atmen beginnen alle »Hohohoho, Hahahaha« zu rufen und gleichzeitig in die Hände zu klatschen vor dem Brustkorb. Das Klatschen und Lachen wird immer schneller, bis am Höhepunkt die Arme zum Himmel gestreckt werden und der Oberkörper dann wieder fallen gelassen wird. Langsam wieder hoch kommen, den anderen Teilnehmern in die Augen schauen. Mit einem herzlichen Lachen und mit gefalteten Händen (Namaste) begrüßen wir unsere Mitlacher.

Alles findet in einem geschützten Rahmen statt, in einer freundlichen und wertschätzenden Atmosphäre. Es wird nicht gefragt, wer und was man ist, sondern es ist einfach eine besondere Begegnung der Herzen und des Lachens. Die Auswahl der Übungen richtet sich individuell nach der Gruppe und den Ideen und Vorlieben des Yogalachtrainers. Die meisten einzelnen Lachübungen dauern ca. 30 Sekunden.

✅ Praxistipp

Interessiert? Dann besuchen Sie doch einfach einen Schnupperkurs. Und wenn es Ihnen gefällt, ist es vielleicht auch eine Idee für eine nächste Teamfortbildung. Denn Yogalachen ist gut geeignet, um die Gesundheit zu fördern, nicht nur die Ihrer Patienten, sondern auch die eigene.

Die meisten Übungen können beim Yogalachen alleine oder in einer Gruppe praktiziert werden, z. B. morgens vor dem Spiegel, die tun einfach gut und entspannen die Gesichtsmuskeln.

😊 Übung: »Löwenlachen«

Übung am Morgen: Augen ganz groß und weit aufmachen, Mund ebenso. Nun Zunge soweit wie möglich herausstrecken und dann brüllen wie ein Löwe! Diese Übung befreit Rachen und Bronchien.

Für wen eignet sich Yogalachen?

Für alle, die mehr lachen wollen und um die »Kraft des Lachens« wissen. In Gesundheitseinrichtungen bieten sich diese körperlich leichten Übungen auch gut für Krebspatienten und Menschen mit leichten Depressionen an, die ihre Immunabwehr stärken möchten. Sehr dankbar und experimentierfreudig sind auch ältere Menschen in Pflegeeinrichtungen. Sie freuen sich über Aktivitäten und machen einfach gerne mit.

Yogalachen an frischer Luft

In anderen Ländern wie China, Japan, Indien ist es nichts Ungewöhnliches mehr, dass sich Menschen zum Yogalachen oder anderen körperlichen Übungen wie Tai Chi und Qi Gong im Park treffen. Vielleicht gibt es auch in Ihrer Umgebung einen Park oder eine große Wiese und einige Begeisterte, um sich, bevor der Arbeitsalltag beginnt, gemeinsam zum Yogalachen zu treffen, z. B. von 6.30–7.00 Uhr. In einigen größeren Städten, wie z. B. in Leipzig wird auch schon ein regelmäßiges Yogalachen angeboten.

Wenn Sie vielleicht gerade wenig im Leben zu lachen haben, oder krank sind und damit die Immunabwehr stärken wollen, so kann das ein wunderbarer Einstieg sein, die Tore und Türen für das Lachen zu öffnen und so Lebensfreude und Gesundheit zu manifestieren! Lernen Sie die Übungen kennen, um ein Gefühl dafür zu bekommen, wie es ist »ohne Grund« zu lachen. Sie können dies dann auch viel besser weiterempfehlen oder selbst in Ihr Leben integrieren.

✓ **Praxistipp**

Wenn Sie Lust haben, Yogalachen kennenzulernen, Möglichkeiten gibt es viele: ▶ www.yogalachen.de oder www.humorcare.com.

Erfolgreiche Beispiele aus der Praxis

Nur wer selbst brennt, kann Feuer in anderen entfachen!
(Unbekannt)

Immer wieder gibt es Menschen, die neue Wege ebnen und es somit anderen Menschen möglich machen, neue Impulse zu setzen. Allgemein bekommt die Humorgeschichte mehr Platz in den Pflegeeinrichtungen. Mit Durchhaltevermögen haben sie Humorpunkte gesetzt. Sie waren von dem überzeugt, was sie taten, und deshalb möchte ich gerne einige nennen, weil sie Mut machen und Hoffnung schenken, Humorideen zu leben.

Haben Sie Humorideen?

Tauschen Sie sich aus im Team und mit anderen Einrichtungen. Recherchieren Sie, schauen Sie sich an, was andere Einrichtungen umgesetzt haben. Sammeln Sie Humorideen. Sie wissen ja, das, worüber Sie sprechen und was Sie aufschreiben, das bekommt Kraft und Aufmerksamkeit und kann somit größer werden und wachsen.

Erfolgreiche Lebensbeispiele sind kein Zufallsprodukt, sondern bewusst gelebte Strategien. Sie sind interessiert an erfolgreichen Beispielen, sehr schön. Bringen Sie doch Ihre Ideen in Ihre Einrichtung ein. So kann das Humorkonzept einen Anfang erleben, dessen Entwicklung noch nicht abzusehen ist! Nur Mut!

11.1   Norbert Cousin: Der sich gesund lachte

Norbert Cousin hatte den Mut, etwas nicht so hinzunehmen, wie es ist, und dadurch brachte er der Humortherapie einen *Quantensprung*! Es ist die Rede von dem amerikanischen Journalisten Mr. Cousin, der die medizinische Bruderschaft aufrüttelte, als er die heilenden Kräfte des Lachens für sich entdeckte und dies publizierte.

Er litt an einer schweren ankylotischen Spondylitis, eine Erkrankung der Wirbelsäule, die sehr schmerzhaft ist und als unheilbar gilt.Die Schmerzen waren unerträglich und er war körperlich ein Wrack. Die Medizin und die Wissenschaft hatten keinen Plan mehr oder eine Idee, wie sie ihm helfen konnten oder er der Krankheit Herr werden konnte.

So kam es, dass er sich zurückzog und mit der heilenden Kraft des Lachens und seinem »Gesund werden« experimentierte. Er mietete sich in einem Hotel ein und beschäftigte sich ausschließlich mit positiven und humorvollen Dingen. Seine Lektüren waren genau ausgesucht und überlegt und hatten eines gemeinsam, *sehr humorvoll* zu sein, das war sein Anspruch.

Schon am frühen Morgen begann er zu lachen. Das setzte voraus, dass er sich sehr damit beschäftigte, *was* humorvoll für ihn war. Er hatte eine große Palette und Auswahl von Witzbüchern, Comicserien, lustigen Cartoons, Hörspielen, Lachsäcken, Witzen. Er schaute auch fast den ganzen Tag lang Filme an, die ihm schon als Kind sehr gefallen hatten und wo er richtig intensiv von Herzen lachen konnte. Er stieg immer mehr und mehr ins Thema ein, und wurde sein eigener Lachberater. Er schmunzelte, quietschte und lachte den ganzen Tag, denn er wusste, wenn er es schaffte, dass er sehr viel lachen konnte, würde dies enorme Kräfte in ihm freisetzen. Seine Regeln: Jeder, der ihn besuchte, musste etwas Humorvolles beitragen oder mitbringen, was ihn freute und zum Lächeln und Lachen brachte! Negative Menschen bekamen keinen Zutritt an sein Krankenbett, die mied er konsequent. Er nutzte das Lachen als *Gesundheitsbrunnen.* So setzte er die Selbstheilungskräfte frei, und sein Gehirn bekam täglich mehrere Sauerstoffduschen.

Norman Cousin war sehr genau und gründlich und führte auch Buch darüber. Er schaffte es, mit dem »selbst verordneten Lachen« seine Immunabwehr so zu stärken, bis er wieder ganz gesund war. Er lachte sich die Schmerzen weg und seine Gesundheit herbei.

Norman Cousin hatte es geschafft, sich mit »seiner Lachtherapie« gesund zu lachen. Er lebte 26 Jahre länger, als die Ärzte ihm prognostiziert hatten, und starb an Herzversagen.

Seine Autobiographie gibt es auch als Buch: »Der Arzt in uns selbst«.

11.2   Till Heiter: Die Humorwerkstatt

Kennen Sie Humor mit betagten Menschen? Noch nicht, dann wird es Zeit, dass Sie die wunderbare Idee von Till Heiter aus der Schweiz kennen lernen. 2001 stellte sich Herr Hänni beim Heimleiter im Altenheim vor mit seiner Idee der Humorwerkstatt. Es wurde genehmigt, weil in dieser Richtung großer Bedarf vorhanden war, angefangen von mangelnder Kommunikation mit- und untereinander sowie verloren gegangenem Selbstwertgefühl der Pflegeheimbewohner. Von gelebtem Humor war auch so gut wie nichts mehr vorhanden. »*Er ist nur verschüttet*«, sagte Till Heiter, »*und ich möchte ihn gerne bergen!*«

Er versteht sich als »Humormoderator« und möchte den Humor bei den Bewohnern »abholen«. Dazu gibt er sich dafür den Namen »Till Heiter« um für sich und für die Gruppe aus der Alltagsrolle herauszuschlüpfen. Jede Woche erscheint er im Alten- und Pflegeheim und veranstaltet mit 8–12 Personen für eine Stunde seine Humorwerkstatt. Was am Anfang zart begann, hat sich seit dieser Zeit in mehreren Einrichtungen erfolgreich etabliert und ist nicht nur in geriatrischen Abteilungen ein Höhepunkt geworden, sondern auch in psychiatrischen, sagt Till Heiter, und es mache große Freude!

Ablauf der Humorwerkstatt

Alle Personen, die Lust dazu haben, nehmen im Aufenthaltszimmer rund um den großen Tisch Platz, egal ob mit Rollstuhl oder mit Gehwagen. Till Heiter nimmt in der Mitte Platz, um gut moderieren zu können. Er achtet auch darauf, dass die Personen mit Hör- und mit Sehbehinderung den richtigen Platz erhalten. Gelegentlich hilft dann die Schreibtafel, um verschiedene Begriffe deutlich zu machen. Als unterstützendes Handwerkszeug:

- kleiner farbiger Gummiball,
- eine Papiertafel mit Filzstiften.

Es beginnt mit einer spielerischen Heiterkeitsrunde. Es wird der Gummiball abwechselnd jedem Gruppenmitglied zugerollt mit der Aufforderung, z. B. den Laut eines von ihm genannten Tieres gut hörbar zu imitieren. Ruckzuck bricht das Eis, und es wird schnell schallend gelacht. Alternative Möglichkeiten sind, je nach Gruppenzusammensetzung, Kärtchen mit Aktivitäten, die nachzuahmen sind oder Gegenstände, die zu raten sind, oder Berufe, die pantomimisch gezeigt werden sollen.

Anschließend folgen lustige Kurzgeschichten, Witze und Anekdoten, wobei auch hier die Auswahl individuell passend zur Zielgruppe erfolgen muss. Es gilt die goldene Regel: Jeder plaudert spontan heraus, was ihm einfällt, sei es zum Thema oder sonst noch eine andere Geschichte. So werden aus passiven alten Menschen aufgeweckte erzählfreudige Menschen.

Zum Schluss gibt es den wichtigsten Teil: »*Die glücklichen Fenster des Lebens*«.

Hier ist Platz und Raum für die wichtigen persönlichen Episoden des Lebens. Man kann sich nur wundern, was die alten Menschen noch alles wissen. Da fällt es auf, wie gut so ein Langzeitgedächtnis funktioniert. Häufig sprudelt vieles aus den Teilnehmern heraus, wenn der Humormoderator Till ein Thema in der Runde kund tut, wie z. B.:

- das erste Taschengeld,
- die erste Liebe,
- Schule,
- Kleidermode,
- Heirat,
- Lieblingsessen und vieles mehr.

Der verbale Austausch ist der Kern dieser heiteren Stunde. Der humorvolle Ansatz und die Gruppendynamik enthemmen die Teilnehmer und führen zu einer Atmosphäre des Vertrauens und der gegenseitigen Wertschätzung. Die **Wiederentdeckung** des Humors gibt neue Lebensfreude und wirkt sich durch das Gruppenerlebnis positiv auf die Beziehungen der Heimbewohner aus. Man lernt sich so auf eine ganz besondere Weise kennen: **Durch die Heiterkeit des Humors**.

Es ist nie zu spät, im hohen Alter wieder zu lachen – im Gegenteil. Der Humor schafft so mehr Selbstwert und ein Hauch heitere Gelassenheit im betagten Leben. Es sind Lichtblicke und Momente der Freude, wenn man sich lustig fröhlich an alte, schon fast vergessene Geschichten erinnert und zusammen in der Gemeinschaft herzhaft darüber lachen kann.

✅ Praxistipp

Info ▶ www.tillheiter.ch

11.3   Pello: Der Humorberater

Es begann ganz klein wie ein Samenkorn, als 1998 Pello als Clown zum ersten Mal in die Klinik kam. Das Gute daran war, dass sowohl Pello als auch der Chefarzt der Meinung waren, Humor sei nötig. Daraufhin entstand eine **Humorgruppe**, die sich regelmäßig traf, um Erfahrungen zu diskutieren und auszutauschen sowie Ideen für eine Weiterführung des Projektes zu sammeln. »*Das war eine wichtige und gute Unterstützung*«, sagt Pello, »*denn dadurch waren die Aktivitäten und Präsenz auch gut abgestützt.*«. Ein weiterer Vorteil entstand durch die Interdisziplinarität der Gruppe ein Multiplikationseffekt.

Jeden Mittwoch besucht **Pello** die Schweizer RehaClinic in Bad Zurzach als Humorberater, ungeschminkt und ohne rote Nase. Er hat nicht den Zeitdruck wie die anderen Mitarbeiter, nein, er ist privilegiert. Seine Aufgabe heißt: Humor und Fröhlichkeit ins Haus zu bringen. Er schaut was ist, was möglich wäre und setzt dieses dann mit seinem Humorkonzept und den Mitarbeitern der Humorgruppe um. Schließlich geht es um viel mehr als nur um die rote Nase, denn ein Clown alleine macht noch keinen Humorfrühling. Wichtig ist natürlich, dass die Lust nach Humor und Heiterkeit auch von den Führungspersonen des Hauses ausgeht oder zumindest mitgetragen wird.

Einige Mitarbeiter der Humorgruppe konnten die Aktionen wunderbar im Hause verteilen, und somit bekam das Ganze die passende Unterstützung. Die Bilanz des Humorberaters Pello sieht wie folgt aus:

- Entwicklung der Kommunikation von innen nach außen. Im Laufe des Projektes interessierten sich auch immer wieder die Zeitungen dafür.
- Jahresthemenentwicklung und Budgets entstanden durch gezielte Pläne.
- Es entwickelten sich Freiräume für die Mitarbeiter, damit sie die Humorkultur und Erfahrungen auch sammeln konnten.
- Wichtig war, dass die Humorgruppe für Ansporn und Verbesserung sowie zukünftige Aktivitäten sorgte.
- Die Aktivitäten wurden dann bewusst auf drei Ebenen ausgerichtet. Dadurch wurde es möglich, dass damit die ganze Klinik einbezogen war.
  1. Personal,
  2. Patienten,
  3. Öffentliche Räume.
- Durch die Regelmäßigkeit des Humorberaters Pello wird der klinikinterne Kulturwandel erst möglich.
- Die Zusammenarbeit des Outsiders und der Insider in der Klinik brachten Katalysatorwirkung.
- Wichtig war der Klinik, dass alle Abteilungen des Hauses mit in der Humorgruppe repräsentiert sein sollten. Durch diese Interdisziplinarität wurde gewährleistet, dass das gesamte Personal unkompliziert in die Entwicklung des Humorprojektes mit einbezogen wurde.

— Die Kommunikation zwischen Klinikdirektion und den Abteilungen werden positiv von einer gemeinsamen Diskussionsbereitschaft geprägt, damit schwierige Situationen gemeinsam gemeistert werden können.

✔ **Praxistipp**

Info ▶ pello@pello.ch

11.4 Phil Hubbe: Ein Behinderter malt Behindertenwitze

Darf man über Behinderte Witze machen? Normalerweise ein klares Nein, was aber, wenn derjenige, der den Witz macht, selbst behindert ist? Tja, da sieht das Ganze schon etwas anders aus. Phil Hubbe hat selbst Multiple Sklerose (◘ Abb. 11.1).

Satire darf alles, sagt Phil Hubbe und verschanzt sich ein wenig hinter dem Tucholsky-Zitat. Denn bei seinem Tun begibt sich der Karikaturist und Cartoonist auf vermintes Gelände.

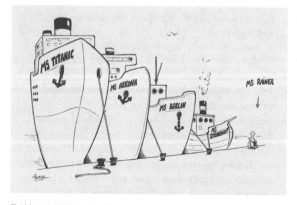

◘ **Abb. 11.1 MS Rainer** (Mit freundl. Genehmigung von Phil Hubbe.)

Die Regel lautet: Über Behinderte macht man keine Witze. »Aber,« so sagt Phil Hubbe, »*Behinderte wollen normal sein, dann muss man auch über sie lachen können.*« Phil Hubbe hat selbst Multiple Sklerose, eine Krankheit, die in unberechenbaren Schüben kommt und meistens ebenso unberechenbar fortschreitet. Sein Arzt riet Hubbe: »«*Machen Sie etwas, wobei Sie Ihre Hände nicht brauchen.*« 1988 wurde die Krankheit bei ihm diagnostiziert, und seit 1992 ist Hubbe als freischaffender Künstler tätig. Er zeichnet gerne mit Tusche und Feder, Acrylfarbe oder Farbstift. Sein Strich kommt vom Comic, die Inspiration liefert ihm das tägliche Leben.

»*Durch die Krankheit lebe ich bewusster, und mein Humor ist schwärzer geworden.*«, sagt Hubbe. Sein Ziel ist es, die Scheinheiligkeit und Heuchelei im Umgang mit behinderten Menschen abzubauen und das Thema **Behinderte und Humor** zu enttabuisieren. »*Menschen mit Behinderung gehen ohnehin unbefangener mit vielem um als die sog. Nichtbehinderten.*«

Sein Vorbild ist **John Callahan**, der noch wesentlich radikaler mit dem Thema als Selbstbehinderter umgeht.

✅ **Praxistipp**

Info ▶ www.hubbe-cartoons.de.

11.5   Der Klinikclown: Ein guter Freund

Stellen Sie sich vor, Sie sind ein Kind und richtig schwer krank, Sie müssen das Bett hüten, und die Zeit will und will nicht vergehen. Sie starren Luftlöcher und grübeln, sind schwach, müde und traurig. Und da plötzlich…..da hören Sie etwas, ein kleines Liedchen und tapsiges Geklapper von großen Schuhen auf dem Gang. »*Wer kann das sein, der hier so trällert*«, fragen Sie sich als Kind. Und da, die Tür geht auf, und freche Augen schauen hinter der Türe hervor…. der Singende, es ist ein Clown, was macht der denn hier? Er, sucht nur was, sagt der Clown, und schon sind Sie mit dabei, ihm zu sagen und weiterzuhelfen, im lustigen chaotischen komischen

Clownsgeschehen eingewickelt. Die Krankheit, Angst und Langeweile sind in diesem Augenblick total vergessen.

Ausnahmetag der Freude

Können Sie sich vorstellen, welche willkommene Abwechslung die Clowns für die Kinder bedeuten? Ich durfte es selbst erleben, als ich mit meinen Klinikclowns begann und sie auf Station begleitet habe. Es war unbeschreiblich, welche Freude sie nicht nur den Kindern, sondern auch den Angehörigen und dem Pflegepersonal brachten. Diese Eindrücke prägen, und ich durfte miterleben, wie aus einer, zwei und mehreren Clowns-Visiten ein regelmäßiger und sehr erwünschter Besuch wurde. Die Kinder wussten ganz genau, an welchem Tag die Clowns kamen, und das war für sie der **Highlight-Tag** der Woche.

✅ Praxistipp

Wenn Sie Interesse an einer Clownsausbildung haben, bietet www.tamala-center.com eine gute Adresse oder www.humorcare.com für allgemeine Informationen.

Aber auch in vielen Städten gibt es bereits eigene Clowns-Vereine, die sich auf kranke und ältere Menschen spezialisiert haben. Erkundigen Sie sich bei anderen Krankenhäusern oder Pflegeeinrichtungen oder im Internet.

Das sollten Sie wissen, wenn Sie nach einem Klinikclown suchen

- Der Clown sollte ein ausgebildeter Klinikclown sein. Er sollte nachweisen können, welche Ausbildung er hat, und zusätzliches Wissen zur Krankheitslehre, Hygiene, Psychologie mitbringen. Weiterhin sollte er regelmäßig Supervision wahrnehmen.
- Die Visiten werden in der Regel immer von zwei Clowns besucht.
- Improvisation ist wichtig: Durch Erzählen, Pantomime, Musik oder kleinen Kunststückchen sollten die Clowns in der Lage sein, im Krankenzimmer Stimmungswandel zu erzeugen.

Ein Clowns-Verein ist meistens gemeinnützig und finanziert sich aus Spendengeldern und Elterninitiativen.

11.6 Der Gericlown: Freude zieht ein ins Altenheim

Haben Sie schon mal erlebt, wie Clowns im Altenheim mit den alten Menschen scherzen und lachen? Ich muss gestehen, als ich das vor vielen Jahren das erste Mal gehört hatte, war ich zuerst etwas irritiert. Clowns und Quatsch machen mit alten Menschen? Ich konnte es mir gar nicht recht vorstellen, vielleicht weil ich Clowns immer mit Kindern in Zusammenhang gebracht habe und niemals zuvor mit alten Menschen. Ich dachte, es sei zu kindlich und kindisch. Heute, nachdem ich es schon öfters miterleben durfte, bin ich ganz anderer Meinung. Vielleicht kennen Sie auch Einrichtungen und Altenheime, wo es ein wenig trostlos und einsam zugeht und kennen alte Menschen, die sich sehr freuen, wenn sie eine Abwechslung bekommen? Genau das konnte ich erleben und finde es deshalb mindestens so wichtig wie bei Kindern, dass die Gericlowns zu Besuch kommen!

Frau Herta Hase ist 89 Jahre, hatte einen Schlaganfall und kann nicht mehr recht sprechen und lesen. Sie ist sehr auf Hilfe angewiesen. Sie sitzt am Nachmittag im Aufenthaltsraum, gepolstert und versorgt, in ihrem Rollstuhl und träumt so vor sich hin. Die Zeit ist oft sehr langweilig, weil kaum Besuch kommt und sie sich den anderen Mitbewohnern auf Grund Ihres Schlaganfalles nicht mehr so gut mitteilen kann. Da kommt eine hübsch bunt gekleidete Person auf sie zu, die **Gericlownin Gerti Herti**, und fragt, ob sie ihr was vorsingen darf. Sichtlich positiv überrascht, nickt sie. Frau Gerti Herti singt ein Liedchen vor, dass Frau Hase aus Kinderzeiten noch kennt. Frau Hase geniest diese wunderschön klingende Abwechslung und lächelt dabei. Frau Gerti Herti nickt dankend und zaubert noch ein Blümchen aus dem Kitteltäschchen und überreicht es ihr. Frau Hase ist sichtlich gerührt, und ihre Augen strahlen.

Gerade im Altenheim sind kleine Freuden sehr willkommen und werden dankbar angenommen, auch deshalb schon, weil Alter oft mit Verlust der Mobilität verbunden ist. Gerade da hat der Humor eine geradezu lebensnotwendige Aufgabe, um wieder zur heiteren Gelassenheit zu finden. Insbesondere lässt sich in Altenheimen, je nach Schwere der Krankheit und des Zustandes der Bewohner, eine sehr humorvolle Stimmung erzeugen. Besonders in der Erinnerung sind die alten Menschen unschlagbar. Lachen und Humor muss nur geweckt werden. Besonders gut gelingt das über Musik, Singen, alte Schlager, Dekoration, Gegenstände und Witze. Es ist eine Freude und ein großes Glück, alte Menschen aus ihrer Isolation geholt und zum Lachen gebracht zu haben, sagt Gerti Herti, die Gericlownin.

✅ **Praxistipp**

Viele hilfreiche Informationen dazu finden Sie unter www.humorcare.com. Spezielle Informationen zur Clown-Ausbildung erhalten Sie z. B. unter www.tamala-center.de

In aller Kürze

Suchen Sie in Ihrem Herzen zu ergründen, was Sie sich am meisten wünschen, und wenn Sie dazu fähig sind, so werden Sie wissen, was Sie zu tun haben. Denken Sie gut darüber nach und gehen Sie dann darauf los. (G.J. Gurdjieff)

Wenn Sie nun, nachdem Sie das Buch gelesen haben, etwas in Ihrem Berufsumfeld, in Ihrer Einrichtung oder erst einmal nur in Ihrem privaten Leben verändern möchten, dann möchte ich gerne mit Ghandis Worten schließen:

Seien Sie die Veränderung, die Sie in der Welt sehen möchten. (Ghandi)

Wie funktioniert der erste Schritt, um mehr im Leben und Alltag eines Gesundheitsberufes zu lachen. Ganz einfach: Lachen Sie häufiger. Lachen Sie dreimal am Tag. Sie möchten, dass die Menschen freundlicher sind? Seien Sie freundlicher. Wenn Sie auch nur ein klein wenig Lust verspüren, mehr zu lachen und Humor zu leben, probieren Sie es ab heute aus und fangen Sie bei sich an. Es lohnt sich.

Wir können die Welt in vielen Dingen nicht ändern, aber immer wieder unsere Einstellung zu der Welt und den Dingen. Das, was wir uns wünschen, sind Vorboten für das, was wir in die Welt bringen und nach dem wir handeln können.

Das, was der Volksmund sagt, »*Lachen ist gesund!*«, ist wahr und wissenschaftlich bewiesen. Wir brauchen nicht noch mehr Technik und Schnelligkeit, nein, wir brauchen Stärkung der persönlichen Ressourcen, denn da liegt der Schatz der Menschen.

- Stärken Sie Ihre Humorfähigkeit.
- Finden Sie Ihren ganz persönlichen Humor.
- Leben Sie ihn aus.
- Bereichern und begeistern Sie andere dafür.

- Erleben Sie den Humor im täglichen Berufsalltag.
- Pflegen Sie Ihr inneres Lächeln.

Ich freue mich, wenn ich Sie mit Anregungen, Ideen und Übungen zum Thema Humor ein wenig infizieren konnte. Keine Angst, die Nebenwirkungen sind in jedem Falle gesundheitsfördernd!

Das Buch hat keinen Anspruch auf Vollständigkeit, sondern möchte Ihnen den Humor nur bewusster werden lassen und Anregungen geben, wie Sie diesen »Schatz« in sich finden und beleben können. Gönnen Sie sich mehr heitere, energiespendende Momente – durchatmen, lächeln und weiter geht's!

Literatur

[1] Berger PL (1998) Erlösendes Lachen. de Gruyter, Berlin
[2] Bischofberger I (2002) Das kann ja heiter werden, Humor und Lachen in der Therapie, 1. Aufl. Hans Huber, Bern
[3] Birkenbihl V (2001) Humor: Am Lachen soll man Sie erkennen. mvg, München
[4] Birkenbihl V (2007) Jeden Tag weniger ärgern. mvg, München
[5] Boos E (2006) Das große Buch der Kreativitätstechniken. Compact, München
[6] Cantieni, B (2011) Embodiment, Wechselwirkung von Körper und Psyche verstehen und nutzen. 2. Aufl. Hans Huber, Bern
[7] Decker F (1999) Alles beginnt im Kopf. Lexika, Eibelstadt
[8] Döring P (2001) Perfekt programmiert auf den eigenen Lebenserfolg. Walhalla Praetoria, Regensburg
[9] Fasel R (2011) Was Hand und Fuß über uns verraten. Gräfe + Unzer, München
[10] Findeisen J, Hockling S (2008) Burnout-Wege aus der Krise. Cornelsen, Berlin
[11] Freutsmiedl S (2011) Vitale Unternehmen in Balance. Metaballance, Leipzig
[12] Haas G, Strackbein R, Strackbein D (2010) Veränderung aktiv gestalten. Cornelsen, Berlin
[13] Herzog D (2001) Die Kraft der Emotionen. Gräfe & Unzer, München
[14] Klein S (2002) Die Glücksformel. Weltbild, Augsburg
[15] Korp HA, Müller C, Titze M (2011) Mit Humor arbeiten. HCD, Hamburg
[16] Lambrecht L, Titze M (2003) Heilsames Lachen, Therapeutischer Humor in Aktion. Ein Arbeits-, Spiel und Lesebuch. (ASIN: B004K96IBC)
[17] Lauer HG (2005) Da ist Humor im Spiel, HCD, Radolfzell
[18] Löhr J, Spitzbart M, Pramann U (2000) Mehr Energie fürs Leben. Südwest, München
[19] Madan K (2002) Lachen ohne Grund. Via Nova, Fulda
[20] Matschnig M (2009) Mehr Mut zum Ich. Gräfe & Unzer, München

[21] Marx S (2010) Herzintelligenz kompakt. VAK, Kirchzarten
[22] Molinari P (2010) Lebe statt zu funktionieren. Gräfe & Unzer, München
[23] Monghy R, Rutkowski B (1998) Es geht ums Lernen. Hölder-Pichler-Tempsky, Wien
[24] Reiland C (2010) Lass los und finde das Glück. Goldmann, Regensburg
[25] Robinson VM (2002) Praxishandbuch Therapeutischer Humor. Hans Huber, Bern
[26] Rosenberg MB (2004) Das Herz gesellschaftlicher Veränderung. Junfermann, Paderborn
[27] Rücker-Vennemann U (2005) Kraftquelle Lächeln, Vianova, Fulda
[28] Ryborz H (2011) Kommunikation mit Herz und Verstand. Walhalla Praetoria, Regensburg
[29] Strunz U (2005) Das Mental-Programm. Heyne, München
[30] Tepperwein K (2010) Leben wie die Götter. Kössel, München
[31] Thiele A (2005) Die Kunst zu überzeugen. Springer, Berlin Heidelberg
[32] Titze M (2001) Die heilende Kraft des Lachens. Mit Therapeutischem Humor frühe Beschämungen heilen. 4. Aufl. Kösel, München
[33] Titze M, Eschenröder CT (2000) Therapeutischer Humor Grundlagen und Anwendungen. 3. Aufl. Fischer Taschenbuch, Frankfurt
[34] Vopel KW (2003) Praxis der Positiv Psychologie. Iskopress, Salzhausen

Internet: Nützliche Homepages

[35] www.clownpaedagogik.de (Clownspädagogik)
[36] www.der-andere-laden.de (viel Info zum Thema Lachen)
[37] www.drag.ch (Humordefinition)
[38] www.emil-herzog-live.ch (Tolles Unternehmensteater)
[39] www.hohohahaha.de (Yogalachen)
[40] www.humorcare.com (Humorvereinigung Deutschland)
[41] www.humorcare.ch (Humorvereinigung Schweiz)
[42] www.humor-und-gesundheit.de (Wissenswertes über Humor)
[43] www.humor-pflege.ch (Prof. Dr. Iren Bischofberger)
[44] www.humorakel.de (Humor und viel Verschiedenes)
[45] www.improkom.de (Improvisationstheater)
[46] www.impro-theater.de (Improvisationstheater)
[47] www.ingepatsch.at (Logotherapie)
[48] www.jocularity.com (Witze)
[49] www.kolibri-institut.de (Humor und Kreativität)
[50] www.lachyoga.at (Yogalachen)
[51] www.lachseminare.de (Verschiedenes zum Thema Lachen)
[52] www.michael-titze.de (Dr. Michael Titze)
[53] www.nachttopf.ch (Marcel Briand)
[54] www.nursinghumor.com (Witze)
[55] www.pello.ch (Humorberater Pello)
[56] www.personal.uni-jena.de
[57] www.psychosoziale-gesundheit.net (Prof. Dr. med Volker Faust)
[58] www.till-heiter.ch (Beat Hänni)
[59] www.yogalachen.de (Yogalachen)

Stichwortverzeichnis

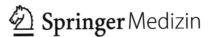
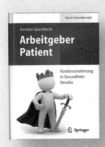
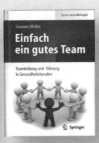
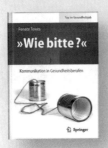
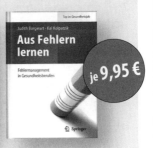

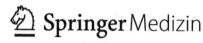
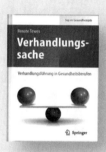
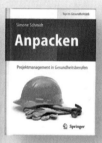
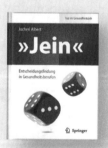
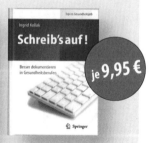

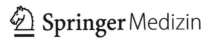
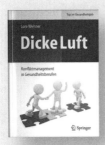
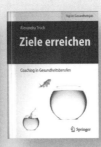
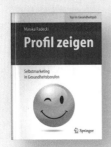
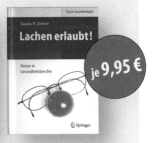

Printing: Ten Brink, Meppel, The Netherlands
Binding: Stürtz, Würzburg, Germany